同路人

"科小创话健康"丛书

总主编 周慧芳

主 编 杜 隽

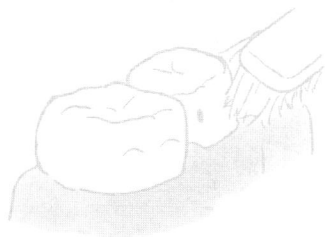

棒棒的身体，棒棒的我

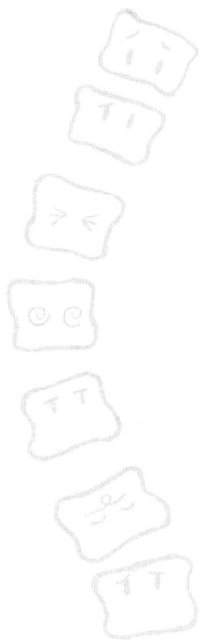

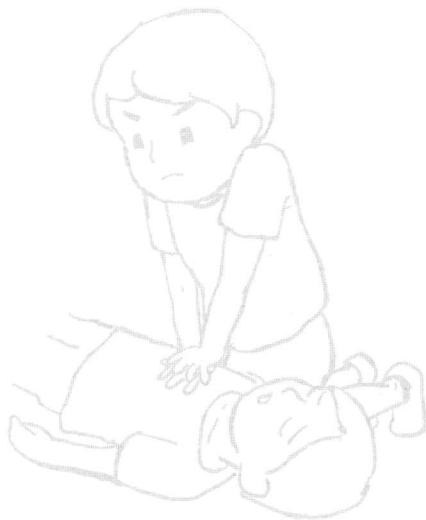

上海交通大学出版社
SHANGHAI JIAO TONG UNIVERSITY PRESS

内容提要

本书是儿科医学专家写给孩子的健康科普书。书中从身体认知与常见疾病应对、意外伤害处理、日常健康管理三部分，对于儿童青少年成长过程中常见的生理及健康问题予以介绍，兼具知识性和实操性，帮助孩子通过深入了解自己的身体，加强健康意识，做好自己健康的第一责任人。

图书在版编目（CIP）数据

棒棒的身体，棒棒的我 / 杜隽主编. -- 上海 ：上海交通大学出版社，2025.8. -- ISBN 978-7-313-33057-4

Ⅰ. R179；R161.5

中国国家版本馆 CIP 数据核字第 202504YM92 号

棒棒的身体，棒棒的我
BANGBANG DE SHENTI，BANGBANG DE WO

主　　编：杜　隽

出版发行：上海交通大学出版社　　　　地　　址：上海市番禺路 951 号
邮政编码：200030　　　　　　　　　　电　　话：021 - 64071208
印　　制：苏州市越洋印刷有限公司　　经　　销：全国新华书店
开　　本：880 mm×1230 mm　1/32　　印　　张：8.25
字　　数：154 千字
版　　次：2025 年 8 月第 1 版　　　　　印　　次：2025 年 8 月第 1 次印刷
书　　号：ISBN 978 - 7 - 313 - 33057 - 4
定　　价：68.00 元

编委会名单

总主编　周慧芳

主　编　杜隽

副主编　李谐　夏琳

编　委（按姓氏笔画排序）：

丁丽凤	万朋杰	马希权	王志刚	王秀敏
王砚晗	邓丹	朱世辉	朱思齐	刘云曼
刘红	米蔷	汤焘	孙培音	李璧如
何珊	邹蕾蕾	沈楠	陈洁	陈琢
陈瑶	罗丽娟	金志娟	金星明	金莹莹
金燕樑	周莎	赵华颖	洪莉	郭晶
曹清	焦宇	褚珺	缪明远	

写在阅读之前

亲爱的读者：

　　首先欢迎您翻开此书，共享健康之旅。这是一本集结了儿科医师专业知识和临床经验的科普书籍，为了更有效地阅读此书，在此有几点温馨提示。

　　1. 为方便内容理解，我们在编写中针对每篇出现的一些重点专业名词做了标注，您可以根据角标序号在每一篇目后设置的"拓展知识"栏目中找到对应的详细解释。

　　2. 本书可作为引导儿童青少年了解、探索医学知识的基础读物。也欢迎读者们关注"上海儿童医学科创教育基地服务号"，在这里您可以获得更多有关儿童健康的知识，以及有关本书的科普视频，还有机会参与科普活动和科创课程。

　　3. 希望本书可以成为激发孩子参与科学创新的平台。如果在阅读过程中有任何奇思妙想，欢迎通过"服务号"与主编团队交流，也许您的想法将成为下一个科学创新的起点。

序 一

　　亲爱的朋友们，当这本健康科普书来到你们手中时，我的内心充满欣喜。在纷繁复杂的信息海洋里，你们用心选择了这本既专业又实用的读物，这本身，就是对自己和家人健康的一份珍贵承诺。看到你们迈出这关怀自身的重要一步，我由衷地为你们感到高兴！

　　孩子们的身心健康，是支撑家庭幸福的基石，更是国家未来的希望，承载着我们共同的"中国梦"。党和国家始终将其置于优先位置，国家卫生健康委员会更将 2025—2027 年确定为"儿科和精神卫生服务年"，足见这份关切的重量。作为一名致力于青少年科普的工作者，我深切理解，守护每个孩子的健康之路，提升整个民族的健康素养，意义何其深远。

　　这份责任与使命，正是上海交通大学医学院附属上海儿童医学中心（国家儿童医学中心、上海儿童医学科创教育基地）倾力打造这本书的初衷。它绝非枯燥知识的简单堆砌，而是汇聚了无数资深儿科医学专家与教育工作者智慧结晶的"亲子健康伙伴"。书中每一个知识点的提炼，都力求科学权威，严格筛选，确保根植于循证医学；每一个引入的案例，都源于真实生活场景，力求贴近日常，提供可贵的参考价值。我们深知，健康并非人生可选的"选修课"，而是一门奠定幸福根基的"必修课"。

因此，我真诚地希望，不仅家长们能细细品读，孩子们——尤其正值身体快速发育、习惯逐步养成时期的你们——也能主动翻开它。现在，就是掌握健康知识、塑造健康习惯的黄金时期！愿这本书成为一扇敞开的"健康之门"，帮你们解锁受益终身的健康素养，让科学的理念陪伴成长每一步。

这探索的旅程不止于收获。更期待你们能以此书为起点，激发对健康科学的好奇心与探索欲，在阅读中思考，在实践中创新。我们热情欢迎充满奇思妙想的小朋友们加入上海儿童医学科创教育基地，和我们一起在科学的海洋中扬帆，在创新的星空中遨游，去发现未知，去创想未来！

衷心祝愿每一位翻开这本书的朋友——无论是大读者还是小读者——都能从中汲取力量，收获强健的体魄与阳光的心态，在成长的道路上，步履坚定，满怀信心地奔向充满无限可能的明天！

上海科技馆馆长

倪闽景

2025 年 6 月

序 二

　　成长的道路充满挑战：在急诊室里，我见过太多本可避免的意外儿童伤害；在门诊中，我解答过无数关于生长发育的困惑；在病房内，我目睹过因健康知识匮乏而延误病情的孩子们……作为一位从事临床工作和医学研究二十余年的医者，我深知健康知识对孩子们成长的重要性。上海交通大学医学院附属上海儿童医学中心数十个特色专科的资深专家们，秉承"一切为了孩子"的初心，将多年来临床和科研中最宝贵的经验与智慧化作通俗易懂的文字，献给最珍贵的孩子们。

　　上海交通大学医学院附属上海儿童医学中心是集医教研管于一体的三级甲等儿童专科医院，拥有多个重点学科，是国家儿童医学中心的主要建设单位，也是上海儿童医学科创教育基地。充满医学理想和服务热情的青年医学骨干们，在忙碌的临床科研工作之余，投入大量心血编写这本书。他们牺牲休息时间，精心设计每一个问题，反复推敲每一个知识点，更是得到了儿科领域资深专家的大力支持，不断对本书内容进行科学严谨的求证和修缮，确保内容专业性的同时兼顾趣味性和可读性。这种严谨求实的科学态度和"以孩子为中心"人文温度正是儿科医学精神的真谛。

随着社会文明的进步和生活方式的改变,人类疾病谱也在悄然改变。近年来,从国家、社会到家庭,儿童青少年身心发育及健康管理受到越来越多的关注,比如流行病预防、近视防控、心理健康、急救知识、营养健康等。本书以最贴近实际的生活场景和儿童视角,为广大读者送去来自临床第一线的真实案例和经验总结。特别值得一提的是,书中采用了"问题探索"的创新形式。用启发式的学习方式,不仅能帮助孩子们理解健康知识,更能培养科学的思维方式。

这本书就像一位随时陪伴左右的医生朋友,用科学知识为孩子们的成长保驾护航。上海交通大学医学院附属上海儿童医学中心设有上海儿童医学科创教育基地,我们希望这本书能成为一粒种子,在孩子们心中播下对医学和科学创新的热爱,或许未来的某一天,在小读者中就会走出杰出的医学家和科学家。

少年强则中国强,少年兴则中国兴。上海交通大学医学院附属上海儿童医学中心每一位医务人员都心怀"一切为了孩子"的信念,为祖国的未来保驾护航!

上海交通大学医学院附属上海儿童医学中心党委书记、教授

周慧芳

2025 年 6 月

前 言

　　每当望着孩子们纯真灿烂的笑脸，我们便更加笃定：守护他们的健康成长，是医学科普工作者义不容辞的使命。作为上海儿童医学科创教育基地的负责人（基地建设依托于国家儿童医学中心/上海交通大学医学院附属上海儿童医学中心），我们的团队长期扎根儿童健康领域。在工作中，我们见过太多因健康知识缺失而让孩子承受不必要痛苦的案例，也目睹过科学认知带来的转机——这些经历，正是编写《棒棒的身体，棒棒的我》的初心，我们希望以通俗易懂、实用有效的内容，为家长和孩子筑起坚固的健康防线。

　　这本书从身体认知到意外伤害处理，从日常保健到专科知识拓展，每一章都凝聚着我们对儿童健康需求的深刻洞察。在"身体认知与常见疾病"章节，我们深入剖析发烧、近视、过敏等"成长小烦恼"，不仅揭开疾病的神秘面纱，还特别加入检查检验报告解读板块，帮助家长和孩子读懂医学数据背后的健康密码；"意外处理"篇章详细讲解海姆立克急救、烧烫伤应对等实用技能，同时融入中医妙招，将传统医学智慧与现代急救知识相结合；"日常保健"部分回归生活点滴，从手卫生到体重管理，从睡眠质量到心理健康，全方位夯实健康根基。

本书精心设计"给孩子的话"与"给家长的话"专属板块。前者以童趣盎然的语言，引导孩子主动探索健康奥秘；后者则从专业角度为家长答疑解惑，提供科学健康管理建议。此外，书中穿插的"拓展知识"栏目，以趣味故事、冷知识等形式拓宽健康视野，让科普变得生动有趣。不仅如此，在书的最后，我们还贴心链接了上海儿童医学科创教育基地公众号，后续将持续推送系列科普视频，实现文字与影像的联动，打造全方位、立体化的科普体验。

这本书绝非冰冷的医学知识堆砌，而是一群深耕儿童健康、满怀热忱的医学工作者，基于数十年在学校、社区、家庭开展科普教育的实践经验，用专业与温度书写的"成长护航指南"。我们期盼它能走进千家万户，当孩子遇到健康困惑时，家长能从容地从中找到答案；也希望孩子们能主动阅读，早早建立健康意识，学会自我守护。

在此，还要告诉大家一个好消息。上海儿童医学中心获批"上海儿童医学科创教育基地"，大家可以关注文末微信公众号。我们将在网络平台中为广大儿童青少年提供丰富的医学知识、科普活动和科创课程。大家更可以在公众号中发现有关此书的拓展知识。

最后，我特别感谢上海科技馆馆长倪闽景馆长、上海儿童医学中心党委书记周慧芳以及参与本书撰写并积极出谋划策的青年医学骨干及审稿专家。守护儿童健康是一场漫长的旅程，愿这本书承载着创新与温暖，成为陪伴孩子成长的"健康卫士"，让科学之光，照亮每一步前行的路。

上海交通大学医学院附属上海儿童医学中心副院长

杜　隽

2025 年 6 月

上海儿童医学科创教育基地服务号

目 录

第一篇 · 病好了，我就又长大了一点 /001

体温大作战：科学终结发烧 /003

猫鼠游戏：躲开"可怕"的传染病 /014

近视，就是看不清吗？ /023

和恼人的蛀牙说拜拜 /037

打好过敏免疫持久战 /048

让痘痘统统消失吧！ /061

脊柱不侧弯，人生更通达 /068

第二篇 · 碰到意外伤害，我该怎么办？ /077

中暑，夏日的隐形杀手！ /079

科学急救，与死神赛跑 /086

海姆立克急救 /086

儿童心肺复苏术 /094

受伤了，我能做些什么？ /102

　　运动伤害 /102

　　割伤撞伤擦伤 /108

　　消化道异物 /115

虫虫大作战 /121

　　蚊子 /121

　　蜂 /127

　　蜱虫 /134

眼睛进东西了！冷静最重要 /142

鼻子进东西了！千万别使劲抠 /151

烧烫伤怎么办？冲脱泡盖送！ /161

第三篇 ● 棒棒的身体，棒棒的我 /171

　　好好洗手，医院少跑 /173

　　定制专属你的"好身材"食谱 /181

　　掌控睡眠的"魔法"，你会吗？ /203

　　注意力才是学霸的"隐藏技能" /212

　　青春期，我们的身体在成长 /222

　　青春期，不要气！拥抱心事和"怪脾气" /229

参考文献 /242

第一篇

病好了，
我就又长大了
一点

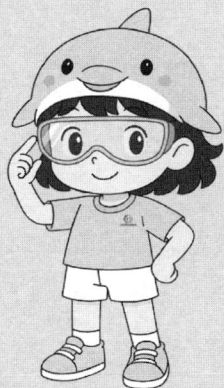

体温大作战：科学终结发烧

一个春日的午后，阳光穿透云层洒在篮球场上，小壮正和伙伴们进行激烈的篮球对抗赛，汗水顺着发梢滴落在地面形成深色的斑点。比赛结束时，他突然感到一阵眩晕，双腿像灌了铅般沉重。回到家，妈妈用耳温枪测出 38.7℃，瞬间，全家进入"战备状态"……

▶ 发热是什么？

这个让家长如临大敌的"发烧"，绝非身体失控的"过热事故"，而是人体最精妙的防御系统在运转，是一场精密策划的免疫反击战。医学上将"发热"定义为"体温调定点上移引发的主动升温过程"，就像手机遇到病毒会自动升级系统，当"免疫小兵"（巨噬细胞）遇到病菌时，会发射"报警信号"（IL－1、TNF 等细胞因子），这些信号会通过血液传递到下丘脑——这个豌豆大小的脑区就是人体的"恒温控制器"。当核心温度（一般指通过肛温或耳温测量得到的体温）持续突破 37.3℃，下丘脑这个体温指挥官会重新设定温度基准。此时，调定点从常规的37℃上调到38℃甚至更高，身体随之启动"升温程序"，通过寒战产热、收缩皮肤血管减少散热。

适度发热（通常在 38～39℃之间）对免疫系统可能有积极作用，可以提高白细胞和免疫因子的活性，抑制病菌繁殖。在这个"高温战场"上，体温每升高 1℃，中性粒细胞的定向迁移速度就会提升 20%，干扰素活性随之增强 5 倍，而病毒的复制效率则断崖式下跌 90%！同时，肌肉酸痛、畏寒等身体信号也会强制机体进入"待机状态"，避免能量浪费，这也提醒我们注意休息、补充水分或及时就医。只有当体温过高（≥39.5℃）或发热持续过久（超过 24 小时）时，才可能给心脏、肺脏、大脑带来额外负担[1]，引起热性惊厥[2]等问题。

发热的原因是什么？

医学上根据发热的形式不同（包括热度、波动形式、持续时间、伴随症状等）对发热进行了系统分类。

不同病因也会导致不同的发热表现。感染性发热占据儿童病例的 85% 以上，其中"病毒军团"（流感病毒、肠道病毒等）常引发骤升骤降的体温波动，而"细菌部队"（如 A 组链球菌、肺炎链球菌）多导致持续高热。疫苗接种后 48 小时内也可能出现短暂升温（<38.5℃），这是免疫系统进行攻防演练的正常反应。

在我们成长不同阶段，发热背后隐藏着不同的健康信号。

在0—1岁婴幼儿群体中，尿路感染导致的发热占比高达7%。这类发热常伴随拒奶、异常哭闹。因婴儿输尿管短直，细菌易逆行入侵，体温可能数小时内骤升2℃，又因免疫系统不完善快速回落。此时观察前囟门是否膨出尤为重要，因为这个年龄感染的细菌特别容易入脑引发脑膜炎。

1—3岁，幼儿进入"免疫空白期"，母体抗体消失而自身免疫尚未成熟，呼吸道合胞病毒、手足口病相关病毒等乘虚而入。这个阶段的发热往往持续在38.5~39.5℃，若发现手掌、足底出现红色斑丘疹，就要警惕手足口病重症化了。

7—12岁的学龄期儿童的发热常呈现"过山车"式波动，传染性单核细胞增多症是导致发热的常见元凶。这种由EB病毒引发的疾病可导致持续数周的波浪热，特征性表现为颈部淋巴结肿大如鹌鹑蛋。约30%的患儿伴有脾脏增大症状，剧烈运动时有破裂风险。

当我们进入13—16岁的青春期，发热模式呈现出了新特点：生长激素夜间脉冲式分泌可能导致晨起37.8℃以下的生理性升温[3]，而鼻窦腔的快速发育使得鼻窦炎相关发热占比升至18%。更需关注的是，这个阶段的心因性发热发生率显著增加。有时，我们会在重大考试前持续2~3周低热，这本质上是心理压力通过下丘脑-垂体-肾上腺轴影响体温调节的表现。

▶ 如何正确测量体温：精准度决定决策质量

也许你会觉得，体温测量？这谁不会啊？其实还是有很多学问在里面的哦！体温测量的精准度直接决定了退热处理决策的质量。

耳温测量（鼓膜红外测温）：堪称现代医学的温度雷达，其原理是通过红外线捕捉鼓膜散发的热能。6月龄以下的婴幼儿因耳道呈水平走向，测量时需将耳廓向后下方轻拉；而6月龄以上的婴幼儿、儿童及青少年耳道逐渐垂直化，操作时应向后上方提拉。这项技术能在2秒内锁定核心体温，但需注意双耳温度可能存在0.3℃的生理差异，建议采取"双耳测量取高值"原则。当遇到耳垢堵塞（堵塞体积超过耳道容积50%）或急性中耳炎时，其精确度会下降17%，此时应使用其他测量方式。

腋温测量：作为最传统的测温手段，实则是通过皮温间接反映核心温度。操作时需确保电子体温计尖端完全嵌入腋顶凹陷处，上臂必须紧贴胸廓形成密闭空间，持续积累热量3~5分钟后才能获得稳定的读数。需特别留意运动后的"体温滞后效应"——剧烈活动后30分钟内，腋温可能由于肌肉持续产热虚高0.8℃。通过"腋温+0.5℃≈核心体温"的换算公式，可初步评估真实发热程度。

口温测量：5岁以上儿童的首选无创监测法。需将尖端置于舌系带两侧的"热袋区"（该处血流丰富且受呼吸影响小），像含住体温计般保持闭口鼻呼吸 3 分钟。需要注意冷饮可使口腔温度骤降 2℃，热汤则会使口腔温度瞬间升高 1.5℃，因此测量前需保持 15 分钟静息状态。

肛温测量：作为体温监测的黄金标准，其误差范围仅为 ±0.1℃。操作时需将润滑后的尖端轻柔插入肛门 1.5~2 厘米（婴儿不超过 2.5 厘米），测量时间通常为 1~3 分钟。此方法能直接反映下腔静脉血液温度，但对腹泻患儿存在肠穿孔风险，且可能刺激迷走神经引发心率下降（平均降低 8~12 次/分），因此需全程固定患儿体位并监测生命体征。

▶ 实验室检查：解码发热的"生物密码"

当我们发热时，医生首先会通过血常规联合 C 反应蛋白（CRP）检测揭开免疫系统的"作战日志"。这组检查就像破解密码的黄金搭档，能精准捕捉病原体的蛛丝马迹。

C 反应蛋白如同炎症强度的"实时监测仪"：CRP < 10 mg/L 时，病毒性感染可能性高达 92%（如流感）；CRP 在 10~99 mg/L 区间时，亮起了"橙色警报"，可能是肺炎链球菌等细菌感染，或是腺病毒引发的重症肺炎；CRP ≥ 100 mg/L 则是触发了"红色预警"，提示败血症风险，需立即进行血培养并启动广谱抗生素治疗。

在显微镜下，白细胞的形态和数量也会"书写"不同的感染故事：中性粒细胞占比超过 75% 并出现核左移（未成熟的中性粒细胞增多），如同发现细菌入侵的"红色警报"；链球菌感染时，中性粒细胞比例常飙升至 85% 以上，细胞质内还会出现"中毒颗粒"——这些颗粒其实是抗菌酶储备库，像战士随身携带的"生化武器"。当人体内淋巴细胞比例超过 50% 且异型淋巴细胞增高时，则提示病毒正在发动"信息战"。EB 病毒感染时，这些变形细胞会伪装成正常细胞，其独特的空泡化特征在显微镜下宛如星空中的斑点，医学上称为"星空现象"。

发热的居家处理方法

当体温≥38.5℃时，即可打响"退热战役"。配合使用物理降温与口服退热药，能让我们在发烧期间既安全又舒适地退热。

物理降温：可用 30~32℃温水擦浴[4]：用湿毛巾轻轻擦拭额头、颈后、腋下和大腿根部，每次 5~10 分钟，温水与皮肤热量交换即可温和地带走多余热量。如体温仍高，可在额头或腋下敷上包裹毛巾的冰袋（10~15 分钟/次），避免冻伤。室内需保持凉爽通风，配合低速风扇或空调微风，加速汗液蒸发，同时穿着宽松透气的衣物，优化散热环境。

口服退热药：合理使用退热药可进一步帮助控制体温。常见的对乙酰氨基酚和布洛芬都经临床验证安全有效，作为家长需严格按照药品说明书或医生建议给药，切勿自行增减剂量或混用不同退热药。给药后，观察孩子的退热效果（用药时间与体温变化曲线）以及是否有胃部不适或皮疹等不良反应，并做好记录。

发热期间，因出汗增多，水分和电解质流失较大，食欲常受影响。应少量多次饮水，并补充含电解质的口服补液盐（可购买市售配方或用淡盐水自配：1 升水中加 3 克食盐和 20 克白糖）[5]。

此外，中医推拿可加速热量散发。首先进行"清天河水"：以食指和中指指腹，在前臂内侧的正中，从腕横纹向肘横纹推揉 100~200 次，如同让"热水"顺管道流走；接着"退六腑"：在前臂内侧（尺侧）由肘关节向手腕推 100 次，疏通经络，助热外散；然后"捏脊"：用食指和中指沿后背正中从尾骨长强穴推至颈部大椎穴，20~30 次，促进全身气血运行；再"清肺经"：用拇指指腹在无名指掌面自指根向指尖直推 100~300 次（或持续 1~2 分钟），帮助宣散肺热；最后"揉太阳穴"：以拇指或中指在眉角与眼角交叉线后的凹陷处顺时针或逆时针按摩100 次，为退热画上完美句号。推拿手法应轻柔均匀，与物理降温和退热药联动，方能发挥最佳效果。

当这些措施联合应用时，绝大多数 38.5℃以内的发热都能在数小时内得到明显缓解。应每 4 小时测量并记录体温、精神状态与尿量，密切监控病情趋势。一旦体温持续≥39℃超过 6~8 小时，或出现抽搐、呼吸急促、持续呕吐、明显脱水等"红色警报"症状，应立即送医。

▶ 必须立即就医的"红色警报"：身体发出的 SOS 信号

当发热伴随以下任何征象，相当于身体拉响最高级别的求救警报：

神经系统崩溃前兆：陷入持续嗜睡状态且无法通过疼痛刺激（如捏耳垂）唤醒，提示脑水肿或颅内感染。全身强直-阵挛发作，大脑如同过载的电路板，可能发展为持续癫痫。

呼吸系统失代偿：锁骨上窝、肋间隙、剑突下等胸腔部位在吸气时凹陷，形成"漏斗状"变形，这提示呼吸肌正以 200% 的功率工作。鼻腔肌肉不自主收缩，每分钟>30 次，这是身体试图通过扩大气道直径获取更多氧气，类似赛车进气阀全开的状态。另外，当血氧饱和度<94%（正常 ≥95%），相当于每个红细胞携带的氧气减少 15%，重要器官则会开始"断电"。

循环系统衰竭：皮肤出现蓝紫色网状斑纹，这是微血管痉挛导致血流重新分布——内脏器官正抢夺皮肤的血供，如同城市断电时优先保障医院供电。如果四肢与躯干温差>3℃（可用红外测温枪验证），则提示休克早期表现。此时核心体温可能虚假正常，但肢体末梢已进入"低温保护模式"。

这些危急表现意味着发热可能已引发热性惊厥、脱水性休克、肺炎或中枢神经感染等严重并发症，居家处理将不足以保障安全。应及时前往医院急诊，进行血气、电解质、影像学等进一步检查，并获得必要的抗生素、输液或其他支持治疗，避免病情进一步恶化。牢记这条"分水岭"，可以帮助自己在关键时刻做出科学、果断的决策，得到及时、恰当的救治。

写给孩子

要记得：平时勤洗手、戴好口罩，吃干净卫生的食物，养成良好的卫生习惯，这样才能把发烧的概率降到最低。当身体发热时，说明免疫系统正在勇敢作战，我们的"小小士兵"白细胞正在和病菌战斗。你也要积极配合：多休息、多喝水，及时吃鸡蛋、牛奶、水果和蔬菜等营养丰富的食物，让身体有足够的能量去"打怪升级"。如果感觉累了，就趴在床上闭目养神；如果觉得口渴，就慢慢喝温开水或淡果汁；如果肚子饿，就喝清淡易消化的粥或稀饭补充体力。相信自己，配合身体一起赢得这场"热战"吧！

写给家长

孩子发热往往表现多样，可能由不同原因引起。处理发烧的原则主要是对症退热和支持治疗，并非所有发热都需要使用抗生素。过度使用抗生素不仅可能造成肠道菌群失衡，还会增加耐药菌的产生风险。很多病原体在发病初期不易检出，使用药物后并不会立刻看到退热效果，但这并不意味着治疗失败。请家长放心，疾病都有其自然演进周期，适当耐心观察和对症处理是关键。

让我们回到篮球少年小壮的故事。经过规范处理后，他的体温曲线完美演绎了典型病毒性发热过程：用药后 2 小时降至 38.1℃，6 小时复升到 38.6℃，12 小时后稳定在 37.3℃。三天后到医院就诊血常规显示淋巴细胞比例 62%，证实是病毒感染。这次经历让全家建立了科学的发热应对流程，更让小壮懂得：发烧不是敌人，而是身体在组织一场精妙的防御战。发热是进化赋予生命的礼物，我们要学会与之共舞。

拓展知识

1. 体温-心率联动测试：静坐 5 分钟后测腋温并记录 15 秒心跳数（×4 得心率），进行 2 分钟轻度运动后再测，在运动结束 5 分钟后做一次 30~32℃ 的温水擦浴并测量第三次体温。比较三次结果，会发现运动和发热都会显著提升心率，而温水擦浴能帮助核心体温和心率回落，这直观展示了物理降温减轻心肺负担的效果。

2. 热性惊厥：主要表现为全身或局部肌肉突发阵挛及强直

性抽动，伴发双眼斜视、直视、上翻，意识障碍等。往往发生于感染早期高热（>38.5℃），多发于 6 个月至 5 岁年龄段的幼儿群体。**请注意，捂汗退热可能导致高热惊厥！不可取！**

3. 青春期"生理性低热"：青春期生长激素（GH）在深夜 23：00—2：00 高峰分泌，峰值可达日间的 5~8 倍。GH 每升高 1 ng/mL，可使基础体温上升约 0.12℃。约 23% 的青少年清晨体温会达到 37.3~37.8℃，属生理性低热，通常在晨起活动后 1~2 小时内自行恢复正常。无症状且持续小于 3 天可不干预；若午后体温仍高于 37.5℃ 或发热超过 3 天，则需排查甲状腺功能等。

4. 发烧后不可使用酒精擦浴退热！可能引发中毒！

5. 简易脱水与补液模型：将两块海绵分别浸入清水和盐水（1 升水中加 3 克盐和 20 克糖）后，将海绵放置在 25℃ 环境中 5~10 分钟，对比重量和剩余液体。可以发现清水海绵蒸发更快，盐水组保水性更好。此实验模拟了发热时电解质溢失风险，说明适当补充电解质比仅补水更能维持体液平衡。

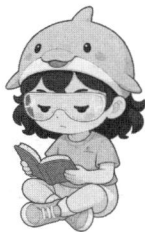

猫鼠游戏：躲开"可怕"的传染病

冬冬从昨天开始感觉头晕乏力，测量体温后发现发热了，本来以为只是因为周末出去玩受了凉，妈妈也没太在意。第二天冬冬身上开始出现淡红色皮疹，部分有水疱并伴有瘙痒。这时好朋友西西的妈妈打来了电话："西西发热啦，我们刚刚去医院看完病，医生说得了水痘！上周末他俩一起玩来着，我想着赶快给你们打个电话提前注意一下……"

▶ 传染病是什么？

传染病是由病原微生物和寄生虫感染人体后产生的具有传染性的疾病，是特定的传染性强的感染性疾病，能在人与人、动物与动物，甚至人与动物之间相互传播。

传染病流行中的基本环节包括传染源、传播途径及易感人群三要素。

患者或者感染动物是主要的传染源。对某种传染病缺乏免疫力、易感性高，即为易感人群。儿童免疫功能低下，抵御传染病的能力弱，是人类对各种传染病最易感的年龄段。一些传染性强，感染后可造成严重后果的传染病都是在儿童时期发病的，如水痘就是严重威胁儿童健康的一类疾病。

传播途径是指传染源排出病原体并传播给易感人群的途径。主要的传播途径包括以下几种：呼吸道传播（主要通过咳嗽、喷嚏产生的飞沫传播）、消化道传播（主要通过食用或饮用被污染的食物、水等方式传播）、接触传播（通过性接触、皮肤接触、用具接触等传播）、生物媒介传播（通过蚊虫叮咬等方式传播）、血液传播（通过血液制品传播）、母婴传播（怀孕、生产或者哺乳过程中通过胎盘、产道分泌物、乳汁或者密切接触传播）等[1]。

儿童高发传染病

流感：爱变装的"伪装大师"

流感病毒每年都会换上"新马甲"通过飞沫传播，让人防不胜防，你周围的人打了个大大的喷嚏或是咳嗽以后，病毒乘着快速喷出的鼻涕、口水，就像搭上了"顺风车"。这些"顺风车"体积非常微小，可以飘浮在空气里，或者沾在手上、物体上，你在不经意间吸入，病毒就在你的体内扎下了根，开始了新一轮的"工作"。它会让你发高烧（39～40℃）、全身酸痛。更狡猾的是，它可能引发肺炎、中耳炎等并发症，婴幼儿甚至会出现拒绝吃奶、呼吸暂停等危险情况。

手足口病："疱疹怪"的突袭

这个由肠道病毒引发的"疱疹怪"，专门在 5 岁以下儿童的手、足、口部位"盖章"。这种病毒的传染途径是直接接触、飞沫传播和间接接触。他们搭乘的"顺风车"除了飞沫，还有患者的唾液、疱疹液，或者是你接触过的被病毒污染的玩具、餐具、毛巾、门把手等。初期症状像普通感冒，但 2 天后就会露出真面目：口腔溃疡让喝水都变成"酷刑"，手脚上的红疹像被蚊子军团围攻了一样。最危险的是 EV71 型病毒，严重时可能导致脑炎、肺水肿等重症。

水痘："痒痒大魔王"的连环攻击

水痘病毒堪称"痒痒界顶流"，它通过飞沫、水痘疱疹液进行传播，孕妇感染还可能通过胎盘传染给肚子里的宝宝。患者身上会同时出现红斑、水疱、结痂三种形态的皮疹，从躯干向四肢蔓延，痒得让人抓心挠肝。更气人的是，抓挠严重的疱疹可能留下永久瘢痕。需要警惕的是，当疱疹遍布全身，高热不退时，可能有引发脑炎的危险。

诺如病毒："呕吐炮弹"发射器

诺如病毒主要通过消化道传播，它能污染水体和食物，进入被感染者的呕吐物、粪便以及呕吐形成的气溶胶[2]。如果你接触到这些却忘了洗手，那么它能在 12 小时内让健康的你呕吐不止。幼儿园里一个孩子呕吐，病毒就能通过气溶胶让周围的同学中招，甚至可以传染给家里的成人。它的必杀技是让患者边吐边拉，但神奇的是通常 3~5 天就能自愈。

流行性腮腺炎："肿脸大侠"的隐藏杀招

腮腺炎病毒通过飞沫、直接接触进入呼吸道，主攻你的腮帮子。感染后，腮帮子肿得像含了乒乓球的"肿脸大侠"。除了发热、咀嚼痛，它还可能引发睾丸炎、卵巢炎，甚至导致不育。更可怕的是，10%的患者会并发脑膜炎，出现头痛、呕吐等症状。

传染病科学预防三部曲

第一道防线：疫苗[3]

疫苗作为 20 世纪最伟大的医学发明，其重要性不言而喻。主要的原理就是将病原体或其一部分特征性结构，经过灭除活性、毒性减弱处理之后，通过注射、吸入、口服等方式传递到你的体内，在不引起剧烈全身反应的情况下让你的免疫系统识别并记住它们的特征，并产生相应的抗体。当病原体再次来袭时，你的身体就可以直接调用这些抗体，快速应答，减轻或免于症状。

自 1978 年我国全面实施计划免疫起，经过国家和广大医护人员的不懈努力，我国疫苗接种率在 2013 年就已经达到了 90%以上，取得了很好的预防效果。拿乙肝疫苗为例，新生儿产后及时接种乙肝疫苗可以将乙肝病毒母婴传播率从 82.9% 降至 15%。

我们从出生第一天就开始了接种疫苗的漫长旅程，在出生后的第一年里集中接种各类疫苗，这也是为了在我们生命最脆弱的时期给身体提供一个尽可能完善的保护网。另外有一些疫苗，是在长大后或者成年以后接种的，比如：HPV疫苗、流感疫苗、带状疱疹疫苗等。当紧急暴露在一些突发传染病环境中时，也可以进行紧急暴露后的预防接种，比如水痘疫苗、麻疹疫苗等。另外，随着我们对疾病认识的加深以及疾病流行情况的变化，疫苗接种策略[4]也会有调整。

第二道防线：卫生习惯

切断传播途径，将病原体隔离在所有易感人体之外。勤洗手，6步洗手法做好手卫生；不吃清洗或烹调不到位的食物，把好入口第一关，防止病从口入；常开窗，保证室内空气流通，降低空气中的病原量；咳嗽、喷嚏时遮住口鼻，保持呼吸道礼仪，如果身边有人得了流感又无法避免日常接触，记得戴上口罩；多洗晒，保证衣物用具清洁卫生。

第三道防线：免疫

我们只有保证营养丰富、睡眠充足，并加强体育锻炼，练就强壮的体魄，才能抵御疾病的侵袭。

家长应做好疾病观察（体温、皮疹等），如发现孩子有可疑传染病迹象，及时带孩子到医院就诊，为进一步对症治疗和做好传染病相关的管理工作打好基础，并及时向老师报备；家中备好小药箱，装入体温计、退热药、口服补液盐、口罩等应急物品；做好患儿的日常护理，有病情变化应及时前往医院复诊，以免耽误病情。

学校应做好疾病监管，晨检工作不能省，如发现可疑病例应及时隔离并建议孩子至医院就诊；教室需做好卫生及通风，尽量减少人群聚集；饮食卫生要严控，把好健康第一关。

写给
孩子

传染病防治就像一场"猫鼠游戏"，掌握科学知识就是最强大的武器。你也许会纳闷，为什么我明明没有生病，却要给我打针；我的身体明明壮得很，不会脆弱到被别人传染……要知道在人和自然界抗争的六百万年里，和细菌、病毒的斗争是永恒的话题。它们会在你不经意的时候，用各种"匪夷所思"的方式入侵你的身体，在你的身体里"作威作福"，有时它们还会默默"潜伏"，在你虚弱的时候瞬间爆发。所以一定要时时刻刻保持警惕。如果你身边的人得了传染病，也千万不要"歧视"和"躲避"，疾病面前人人平等，只要做好防护，美好交流还是可以继续下去的。

写给
家长

每种传染病传染期不同，病情的缓解仅代表疾病的严重程度的降级，并不代表传染性的消失。因此得传染病后应严格遵守传染病隔离制度，待传染性消失或者降至一定程度以后再返校。

爸爸妈妈赶紧带冬冬去医院检查。医生给冬冬进行了体检，并做了相关化验，最后被诊断为水痘。医生开具了相应药物，嘱咐他居家隔离服药，观察病情。在家隔离治疗 2 周后冬冬病情痊愈，返回学校继续学习。

健康小口诀

清清水，哗啦啦；小小手儿洗洗它。

常开窗，多喝水；咳嗽喷嚏捂住嘴。

打疫苗，我不怕；身体强壮像小马。

细菌病毒都赶跑；快乐成长笑哈哈！

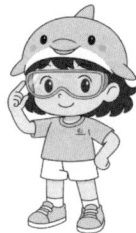

拓展知识

1. 不同传播途径的常见疾病有哪些呢？

（1）呼吸道传播常见传染病：水痘、麻疹、手足口病、腮腺炎、流感、新冠病毒感染、猩红热、结核等。

（2）消化道传播常见疾病：轮状病毒肠炎、诺如病毒肠炎、腺病毒肠炎、细菌性痢疾、甲肝、寄生虫病等。

（3）接触传播常见疾病：艾滋病、梅毒、乙肝、水痘、手足口病、流感、疥疮、寄生虫病等。

（4）生物媒介传播常见疾病：乙脑、登革热、疥疮、立克次体病、疟疾等。

（5）血制品传播常见疾病：乙肝、梅毒、艾滋病等。

（6）母婴传播常见疾病：乙肝、艾滋病、梅毒、巨细胞病毒感染等。

2. 什么是气溶胶呢？

气溶胶是悬浮在气体中的固态或液态微小颗粒，就像空气中的"微粒舞蹈团"。它们的尺寸通常只有头发丝的 1/100 到 1/10，可以在空气中"飘浮"很长时间。周围明明没有人，为什么能闻到淡淡的香水味？那就是前一个人留下的香水小液滴形成的气溶胶。人在咳嗽、吐痰或者打喷嚏的过程中，从体内喷出的飞沫有大有小。质量大的飞沫、尘埃很快就会落地，而质量小的飞沫核在空气中几乎不下沉。比如在室内打喷嚏时如果有阳光照射进屋内，可以看见形成飘浮的小液滴，这也是气溶胶。一些病原就会藏在气溶胶中进行远距离传播。

3. 目前疫苗有哪些种类呢？

疫苗按照技术原理分为 5 类：

（1）灭活疫苗：通过化学或物理方法灭活病原体，就像把凶猛的"敌人"直接打死，做成标本，让我们的免疫系统去认识它。灭活疫苗安全性高，但是可能需要多次接种，保证免疫应答。

（2）减毒活疫苗：通过人工的方法，让病原体毒性减弱，就像把"敌人"的武器没收，让它变得温顺，但还能在体内引起一定的"小骚动"。减毒活疫苗免疫效果强，但是不适合免疫力低下者。

（3）重组蛋白疫苗：利用基因工程产生病原体特异性蛋白，就像向人体展示"敌人"最危险的武器，让我们的免疫系统重点防御。重组蛋白疫苗的安全性和稳定性都很好。

（4）病毒载体疫苗：以无害病毒为载体，携带目标病原体基因进入人体表达抗原，刺激人体免疫应答。病毒载体疫苗可激发较强的免疫反应，但是部分人可能对载体病毒有预存免疫。

（5）核酸疫苗：直接递送编码抗原的 mRNA 或 DNA，由人体细胞合成抗原蛋白，刺激人体免疫应答。核酸疫苗研发速度快，但对保存条件要求最高。

4. 自费疫苗需要打吗？

我国将疫苗分为第一类疫苗和第二类疫苗。第一类疫苗是指政府免费向公民提供，公民应当依照政府的规定受种的疫苗。第二类疫苗是指由公民自费，并且自愿受种的其他疫苗。这是一种人为的分类方法，并不是根据疫苗的重要性或者安全性来分类的，而是根据疫苗研发进程、国家的卫生政策、财力等多方面因素来进行分类的。第二类疫苗同样可以预防各类疾病，因此在经济承受范围内，结合自身身体情况，能打的疫苗还是尽量打，特别是针对高风险疾病的疫苗。

近视，就是看不清吗？

又是一学期一次的视力检查"放榜日"，小明拿着学校发的《屈光发育档案检查报告》在自家楼下徘徊，担心妈妈又要生气了，本来说好周末可以看一集《宇宙解密》，现在可能要泡汤了……

妈妈划走一个又一个小视频，抬头看了看时间，心想：小明怎么还不回来？这学期的视力检查结果这两天应该要发下来了，去年就说近视高危，这半年已经非常控制使用电子产品了，不知道今年怎么样……

▶ 近视是什么？

在大多数人的概念里，看不清了就是"近视"，其实不一定哦！严格意义上，近视是指当眼球在调节放松状态下，平行光线经眼球屈光系统[1]后，聚焦在视网膜前的状态[2]（见图1-1）。一般近视度数在50度至300度之间（$-3.00D<SE^3 \leqslant -0.50D$），为低度近视；300至600度之间（$-6.00D<SE \leqslant -3.00D$），为中度近视；大于等于600度（$SE \leqslant -6.00D$），为高度近视。

近视最常见的症状是远视力的下降，即看不清远处。很多人认为近视的危害是"看不清"这个状态本身，以及"戴眼镜"等

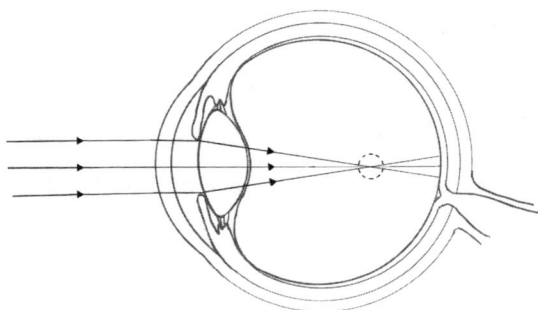

图1-1　近视眼成像示意图

应对方案影响了生活的便利性。但是在医学角度上，重视近视更重要的原因是，在"不方便"的表面下，还隐藏着更多的"暗流"：眼轴的持续增加、视网膜的变性、眼内血管病变、青光眼和白内障等疾病的风险增大等问题。这些问题不止会直接影响视觉质量，而且即使通过光学矫正（戴镜等）也无法恢复正常视力。虽然不是近视了就一定会面临这样的"结局"——这些一般发生在高度近视、病理性近视的群体中——但因为近视是会逐渐发展的，我们无法精准预测"终点度数"，也无法预测是否会发生其他的眼部病变，所以我们需要尽量推迟近视的开始，延缓它的推进。

▶ 近视的成因是什么？

目前认为近视的成因和以下几种因素相关：

环境因素：长时间（>45分钟）近距离用眼（<33厘米，包括书面、电子产品）、不良的用眼姿势、环境照明不佳、缺乏

户外活动等。

遗传因素： 近视具有一定的遗传倾向，常见家族聚集性：父母近视或高度近视，我们发生近视或高度近视的可能性会增大。但这并不代表父母不近视，我们就一定会不近视，所以可不能掉以轻心。单纯的低中度近视多是由环境与基因共同作用的结果。对于高度近视，尤其是早发性高度近视及病理性近视者，遗传因素的作用更为明显。但同样，这也不代表父母是高度近视，我们就一定会高度近视，不可以"自暴自弃"。

其他因素： 有研究表明，糖分的过多摄入也是近视的诱发因素之一。其他的相关因素还有：睡眠时间不足、昼夜节律紊乱、微量元素缺乏、营养成分失调以及大气污染等。

如何解读屈光发育档案检查报告？

表1-1是学校下发的小明的《屈光发育档案检查报告》，这些名称、符号、数字都代表什么呢？

表1-1　屈光发育档案检查报告

眼别	裸眼视力	戴镜视力	非散瞳电脑验光结果			眼轴（mm）	平均角膜曲率
			球镜	柱镜（散光）	轴位（散光方向）		
右眼	5.0		0.75	-0.25	176	22.28	43.25
左眼	4.8		-1.00	-0.50	4	22.37	43.50

视力："裸眼视力"是指通过认读视力检查表，不戴眼镜能够达到的视力水平，而"戴镜视力"是指通过认读视力检查表，戴着眼镜能达到的视力水平。视力的正常值[4]一般为：3 岁 ≥ 4.7，4—5 岁≥4.8，6 岁以上≥4.9。若裸眼视力低于同年龄正常儿童的视力下限，应检测是否存在屈光不正[5]，甚至弱视[6]。单纯从数据上分析，9 岁的小明的右眼视力 5.0，属于正常，左眼视力 4.8，属于不正常。

球镜：简单来说，球镜对应的数值代表近视或远视的度数，由数字前方的+/−号予以区分。小明右眼球镜 0.75，代表远视 75 度，有时也写成+0.75。左眼的−1.00，代表近视 100 度。

柱镜和轴位：分别代表散光的度数和散光的轴位。一般来说，轻度散光不影响视力，散光度数高或斜轴散光对视力影响较大。

眼轴：指眼球的前后径，本身会伴随着正常生长发育而增长，即生理性眼轴增长。一般来说，近视的人眼轴较长，发育期儿童的眼轴长度增长过快是近视发展的趋向因素。但需要注意的是，眼轴只是协助评估近视发生发展的一个重要参数，目前对于近视度数的确定，还是通过专业的医学验光予以最终诊断。

平均角膜曲率：用于描述角膜形态的参数。

对于 7 岁以上从来没有过屈光不正病史的孩子，如果发现测量得出的裸眼视力、球镜数值等有异常，都需要引起重视，及时去医院就诊。

这里还要补充一个家长们都很关心的重点知识点——**远视储备**[7]。新生儿一般都是远视眼，正常的屈光度为+2.50~+3.00D。随着生长发育，眼球和视力逐步发育成熟，远视度数会逐渐降低，一般12—15岁发育为正视眼，这个过程称为正视化。不良的用眼习惯以及其他高危因素会导致远视储备过早消耗完，则极易发展为近视。准确检测远视储备值须在充分麻痹睫状肌（具体方法见后）的基础上进行验光才能获得，非睫状肌麻痹情况下测量出来的球镜值并不是孩子"完整的远视储备"。

▶ 关于近视医院会做哪些检查？

诊断近视的金标准是睫状肌麻痹验光检查，也就是平时经常提到的扩瞳验光或散瞳验光，即利用药物放松睫状肌后测量得到真实的屈光度，这样做可以排除因为睫状肌调节紧张导致的"假性近视"。从外表上看到的"瞳孔扩大"，是药物使瞳孔括约肌放松造成的。用药后因为引起了睫状肌调节的麻痹，瞳孔扩大，所以会产生畏光、视近不清等常见"不适"症状。不过大家不用担心，这只是药物的一过性作用，当药物代谢完毕，睫状肌和瞳孔都会恢复正常状态，一般不会对眼部造成损伤。

临床上，眼科医生会根据实际需要安排是否进行扩瞳验光。其他常见相关检查还有裂隙灯检查、角膜曲率、眼轴、眼压、眼底检查等，检查一般都使用相关仪器进行测量，检查过程一般无痛且短时，结果可即时给出。

▶▶ 近视，如何防控？

要想防控近视，需要做到以下几点：

（1）保证充足的室外活动：在学龄前就应当增加户外活动时间，每天户外活动至少 2 小时，每周至少累计达到 14 小时。户外活动要避开午后高温强晒时段。即使是阴天，户外活动对近视也有一定防护效果。

（2）维持良好的用眼环境：读写应当在采光良好、照明充足的环境中进行，桌面平均照度值不应低于 300 勒克斯（lux），可结合工作类别和阅读字体大小进行调整，不在光线过暗或过强的环境下看书写字。

（3）养成良好的读写姿势：写字时应坐姿端正，避免歪头，握笔时指尖应距笔尖一寸（3.3 厘米），胸部离桌子一拳（6~7 厘米），书本离眼一尺（33 厘米）。不宜在行走、坐车或者躺卧时阅读。

（4）避免长时间近距离用眼：坚持 "20 - 20 - 20" 原则，即近距离用眼 20 分钟，则向 20 英尺（约 6 米）外远眺 20 秒以上。或者近距离用眼每隔 30~40 分钟就远眺 10 分钟。

（5）合理膳食：多补充鱼类、蛋类、乳类、豆制品等食物，多吃新鲜的水果、蔬菜，做到饮食多样化。避免过多地摄入糖类。

（6）补充足够的睡眠：幼儿、小学生每天睡眠时长不应低于10小时，初中生不应低于9小时，高中生睡眠不应低于8小时。

（7）做眼保健操：眼保健操是中医理论指导下的眼周穴位按摩，可以刺激神经，放松眼部肌肉，促进眼部血液循环，缓解眼疲劳。做操时应注意清洁双手，规范动作、力度到位。

（8）规范使用电子产品：作为现代科技传播的重要手段，电子产品的使用几乎渗透进了生活的每一个角落，在使用手机、平板、电脑等视屏类电子产品方面，建议0—3岁不使用；3—6岁尽量避免接触和使用；中小学生非学习目的使用单次时长不宜超过15分钟，每天累计时长不宜超过1小时。

对于近视高危或已经发生近视的孩子，建议到正规医院完善相关检查后予以对应处理[8]，并定期随访（3—6个月）。需注意，近视是导致青少年儿童远视力下降的一个重要原因，但并不是唯一原因，所以，当发现视力下降，不要简单地以为"就是近视了"。一定要在家庭内部及时"通个气儿"，并去医院就诊。

写给
孩子

也许你会觉得，为什么爸爸妈妈有时候可以躺着看手机，而自己却不可以？那是因为在18周岁之前，近视发生、发展的风险更大。你们就像还没有固定跑道的小汽车，良好的用眼习惯可以最大程度地保证你们在"健康"的跑道上行驶。不良的用眼习惯会让你们驶入

"近视"的岔路口，并且在"近视"这条"单行道"上
一去不返，之后采取的一切措施，只能起到点踩刹车的
作用，并不一定能停下，更别提掉头回到原点了。但不
要沮丧，也正是因为你的跑道尚未固定，你具有无限的
可能，通过规范自身，就可以将"损失"降到最低。
当你感觉到眼睛看不清的时候，一定要及时告诉爸爸妈
妈，不要隐瞒！近视不是不能启齿的"错误"，如果不
尽早处理，近视有可能发生发展得更快，还有可能错过
其他导致视力下降的疾病的最佳诊疗时机哦！当然，当
发现爸爸妈妈的不良用眼习惯时，我们也可以提醒。让
我们共同呵护眼部健康！

写给
家长

　　在现在这么一个科学技术飞速发展的时代，关注近
视发生发展的同时，也要予以孩子理解与包容。一味地
批评指责，会增加孩子的心理负担，也会拉开和孩子的
距离，导致孩子不愿分享身体的"警报"，错过近视防
控最佳的医疗介入时机，甚至造成其他疾病的漏诊。合
理安排孩子的学习生活，定期体检，更重要的是，家
长应以身作则，让自己也适当地离开电子屏幕，陪伴
孩子做用眼后的休息，去户外运动，与孩子一起制定
全面健康的生活和用眼计划，都是近视防控中不可忽

视的一环。在防控近视的道路上，父母和孩子应当是合作的战友，应互相支持，互相影响，配合医生。希望大家的困扰都能得到解答。

小明回到了家，妈妈放下手机，看了看检查报告，说："之前半年妈妈觉得你已经很努力很配合了，可能咱们自己的力量还是不够打败近视啊，回头咱们去医院再仔细查查，听听医生怎么说。周末你记得看《宇宙解密》的时候还是要注意距离和时间哦！"小明开心地说："谢谢妈妈！"

健康小口诀

读写姿势要端正，一寸一拳和一尺。

用眼环境要稳定，光线合适不趴躺。

户外活动很重要，眼保健操来护航。

电子产品要控制，不能贪玩久沉迷。

用眼之后要休息，三个"20"要做到。

营养均衡少吃糖，睡眠规律又充足。

自我管理要做好，保护眼睛我最棒。

爱眼护眼全家做，远离近视乐陶陶。

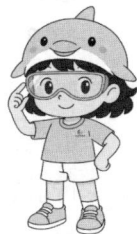

1. 屈光系统：眼球屈光系统由角膜、房水、晶状体和玻璃体共同构成，这些结构通过折射光线形成清晰物像，并通过睫状肌调节晶状体曲率实现不同距离的聚焦。屈光系统异常会导致近视、远视、散光等。

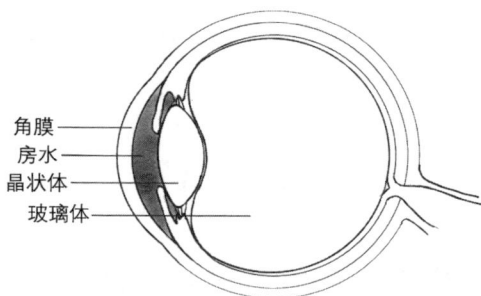

角膜
房水
晶状体
玻璃体

图 1-2　眼球屈光系统

2. 正视：当眼球在调节放松状态下，平行光线进入眼内，经眼球屈光系统后，聚焦在视网膜上的状态（见图 1-3）。

远视：当眼球在调节放松状态下，平行光线进入眼内，经眼球屈光系统后，聚焦在视网膜后的状态（见图 1-4）。

散光：当眼球在不同子午线上屈光力不同，平行光线通过眼球折射后所成的像并非一个焦点，而是在空间的不同位置的两条焦线和最小弥散圆，这种屈光状态称为散光（见图 1-5）。

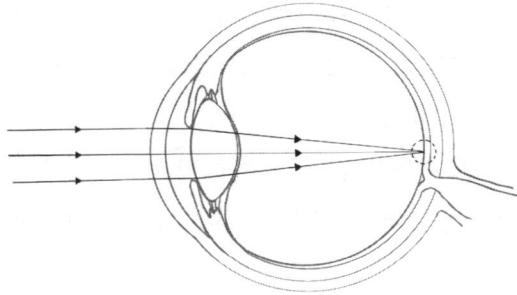

图 1-3 正视眼成像示意图

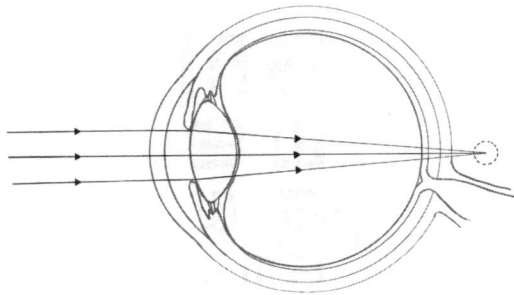

图 1-4 远视眼成像示意图

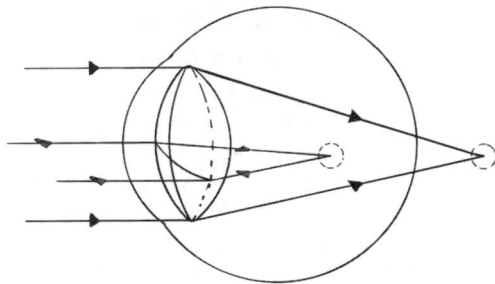

图 1-5 散光成像立体示意图

3. SE：等效球镜，SE＝球镜度数+柱镜度数的一半。例：某人验光结果球镜度：−2.00，柱镜度：−0.50，则此人 SE＝（−2.00）＋（−0.50/2）＝−2.25。

4. 视力检查结果表达方式：测量视力一般会使用标准对数视力表（见图1-6），对于不同大小的视标有两种记录形式，分别

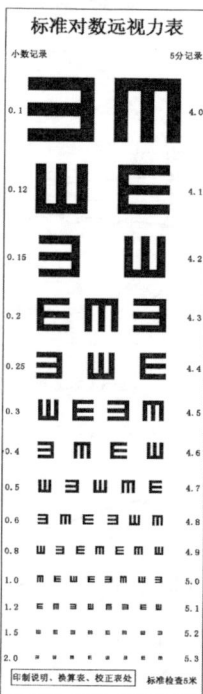

图1-6　标准对数视力表（参照中华人民共和国国家标准 GB 11533—2011）

是小数记录值 V（从上到下依次为 0.1、0.12、0.15、0.2、0.25、0.3、0.4、0.5、0.6、0.8、1.0、1.2、1.5、2.0）和五分记录值 L（从上到下依次为 4.0、4.1、4.2、4.3、4.4、4.5、4.6、4.7、4.8、4.9、5.0、5.1、5.2、5.3）。它们之间的换算公式为：$L = 5 + \lg V$。

5. 屈光不正：当眼球在调节放松状态下，平行光线进入眼内，经眼球屈光系统后，无法聚焦在视网膜上，不能在视网膜上形成清晰的物像，即为屈光不正。它包括近视、远视及散光。

6. 弱视：指视觉发育期内，由于异常视觉经验（单眼斜视、未矫正的屈光参差、未矫正的高度屈光不正以及形觉剥夺）引起的单眼或双眼最佳矫正视力低于相应年龄正常儿童水平，且眼部检查无器质性病变，或双眼视力相差两行及以上，视力较低眼为弱视。

7. 远视储备：远视储备也不是越多越好哦！当远视储备值超过相应年龄的远视储备上限，也有可能会影响视力情况和发育！

8. 目前临床常用的近视防控介入手段有：低浓度阿托品、特殊光学设计的框架眼镜、OK 镜（角膜塑形镜）、离焦软镜等。具体适用标准需至医院由专业医生进行全面评估后决定。常用的中医介入手段有以下几种。耳穴敷贴：在近视防、控、治方面疗效确切，具有独特优势。将粘有王不留行籽的小胶布贴在耳朵的眼、肝、心、肾脏等相应的穴位上，进行揉捏按压，产生酸、麻、胀、痛的刺激，可以间断地刺激穴位，起到防治近视的效果。针灸治疗：主要通过刺激眼部及周围穴位，如睛明、攒竹、四白、风池等，调节眼部经络气血运行，改善眼周血液循环，缓解睫状肌痉挛，从而在一定程度上延缓近视度数加深、改善视力。切不可盲从网络知识、偏方等，更不可讳疾忌医。

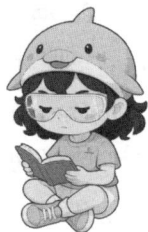

和恼人的蛀牙说拜拜

放学路上，小美偷偷把攒了半个月的零花钱换成了一包美味绝伦的巧克力。此时她正躲在被窝里，陶醉于蜜糖丝绸般的奢华享受中，突然——"咔嚓！""哎呀！"半颗乳牙掉在手心，黑色的蛀洞像小恶魔的嘴巴。第二天吃午餐时，喝着可乐的老爸突然捂住腮帮："嘶……就喝口可乐，我的后槽牙怎么这么痛了……"

▶ 龋齿是什么？

在很多小朋友的印象里，牙齿上出现小黑点、吃东西牙疼，就是"长蛀牙"了，这其实就是龋齿的表现。从专业角度来讲，龋齿是在多种因素影响下，牙齿硬组织逐渐被破坏的一种慢性细菌感染性疾病。牙齿表面有坚硬的牙釉质、牙本质等结构，就像牙齿的"盔甲"，但当致龋因素持续作用时，这层"盔甲"就会被一点点侵蚀。

龋齿一般分为浅龋、中龋和深龋。浅龋时，牙齿表面只是出现颜色改变，比如出现白垩色或黑色斑点，这时可能没有明显感觉。发展到中龋，牙齿表面会出现龋洞，遇到冷热酸甜的食物可能会有酸痛感。当发展到深龋时，龋洞更深，疼痛会更加明显，甚至可能影响正常进食。很多人觉得龋齿只是牙齿上有个小洞，补一补就好了。但如果不重视，龋齿就会不断发展，引发牙髓炎、根尖周炎等更严重的问题，甚至可能导致牙齿脱落，大大影响生活质量。

▶ 龋齿是怎么产生的？

细菌： 口腔里存在着各种各样的细菌，其中一些细菌可是导致龋齿的"罪魁祸首"，比如变形链球菌、乳酸杆菌等。这些细菌就像一群"小坏蛋"，它们喜欢躲在牙齿表面的窝沟、牙缝等角落里。如果平时我们不认真刷牙，就会给它们"安营扎寨"的机会。它们会利用我们吃进去的食物残渣，进行"生产活动"，产生酸性物质，腐蚀我们的牙齿。利用菌斑指示剂[1]可以帮助我们发现这些坏家伙。

食物： 食物是细菌的"能量来源"，尤其是富含糖类的食物，比如糖果、饼干、甜饮料等，对细菌来说就像"美味大餐"。当我们吃了这些食物后，如果没有及时清洁口腔，食物残渣就会留在牙齿表面和牙缝里，细菌就会迅速"集结"产酸，慢慢腐蚀牙齿，破坏牙齿的硬组织。

宿主（牙齿）： 每个人的牙齿形态、结构和位置都不太一样。有的牙齿窝沟比较深，就像一个个小陷阱，容易藏污纳垢；还有的牙齿排列不整齐，容易存留食物残渣，这些情况都让牙齿更容易被细菌"攻击"。另外，如果牙齿本身矿化程度不好，也就是不够坚硬，也会增加患龋齿的风险。

时间： 龋齿的形成不是一朝一夕的事情，而是一个漫长的过程。细菌产酸腐蚀牙齿需要时间，从牙齿表面出现微小的脱矿，到形成明显的龋洞，可能需要几个月甚至几年的时间。这就意味着，如果我们长期不注意口腔卫生，牙齿就会在不知不觉中被"吃掉"。

▶ 关于龋齿，医院会做哪些检查？

口腔检查： 口腔医生会通过肉眼观察牙齿的表面，查看牙齿是否有颜色的改变，是否有龋洞形成。此外，还会使用"三件套"——探针、口镜、镊子，轻轻探查牙齿的各个部位，检查牙齿表面是否粗糙、是否有龋洞以及龋洞的深度。比如，用探针轻轻划过牙齿表面，如果感觉有卡住的地方，可能那里就存在龋洞。

X 线检查： 对于一些隐藏在牙齿邻面（牙齿和牙齿相邻的面）、牙根部的龋齿，肉眼和探针可能很难发现，这时医生就会借助 X 线检查。通过拍摄口腔 X 线片，医生可以清晰地看到牙齿内部的结构，判断龋洞的深度以及其他问题。X 线检查是一种安全的检查方法，辐射量非常小，不会对身体造成伤害，所以完全不用害怕！

❯❯ 龋齿的危害可不小！

牙痛影响生活：当龋齿发展到中龋或深龋时，遇到冷热酸甜的食物，牙齿会产生酸痛感，严重时可能会出现剧烈疼痛，影响正常进食和睡眠。比如吃冰淇淋时牙齿突然刺痛，根本没办法好好享受美食；有时晚上睡觉，牙齿也会疼得睡不着觉。

影响咀嚼和消化：牙齿是我们咀嚼食物的重要工具，如果牙齿因为龋齿疼痛而不敢用力咀嚼，食物就不能被充分嚼碎，进入胃肠道后会增加消化负担，影响营养的吸收。长期发展下去可能会导致营养不良。

影响美观和发音：前牙如果发生龋齿，牙齿表面出现黑色龋洞，就会影响笑容的美观。牙齿的缺失或损坏还可能影响发音，导致说话不清楚，比如发"f""v"等音时不准确。

引发其他口腔疾病：龋齿如果不及时治疗，细菌就会感染牙髓，引起牙髓炎，出现牙齿剧烈疼痛。炎症还可能进一步扩散到牙根周围组织，引发根尖周炎，甚至形成牙龈脓肿。更严重的是，口腔内的细菌还可能通过血液循环传播到身体其他部位，引起心内膜炎、关节炎等全身性疾病。

❯❯ 龋齿，如何防控？

人类很早就意识到了保护牙齿的重要性，并想出了许多护牙奇招[2]。那么，现代的我们又该如何防控龋齿呢？

第一，健康饮食是关键。

（1）少吃甜黏软食物：少吃糖果、巧克力、饼干、甜饮料等高糖食品。如果实在想吃甜食，吃完后应用清水漱口，减少糖分在口腔内停留的时间。

（2）多吃富含营养的食物：多吃新鲜的蔬菜、水果、牛奶、鸡蛋等富含维生素、矿物质和蛋白质的食物。

（3）合理安排进食时间：两餐之间尽量少吃零食，如果吃了零食，也要及时清洁口腔。

第二，刷牙是保持口腔卫生、预防龋齿最有效的方法。

建议每天早晚各刷一次牙，每次刷牙时间不少于3分钟。晚上睡觉前刷牙尤其重要，因为夜间口腔内唾液分泌减少，细菌更容易滋生。不刷牙的话，细菌会利用残留的食物残渣大量产酸，腐蚀牙齿。最常用的刷牙方法是"巴氏刷牙法"，具体操作步骤如下：

（1）手持牙刷，将刷头与牙齿长轴呈45°角指向根尖方向，轻轻放在牙龈和牙冠交界处，让刷毛一部分进入牙龈沟，一部分铺在牙龈上，尽可能伸入邻间隙内（见图1-7）。

（2）用轻柔的压力，使刷毛在原位进行前后方向短距离的水平颤动10次左右，每次颤动幅度不超过1毫米，避免损伤牙龈。

（3）颤动后，将牙刷向牙冠方向转动，拂刷牙齿的唇（颊）面和舌面，每个牙位重复拂刷5~10次。拂刷时应按照一定的顺

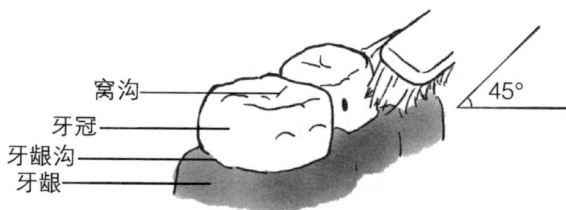

窝沟
牙冠
牙龈沟
牙龈
45°

图1-7 刷牙方法示意图

序，比如从左到右、从上到下，依次刷完所有牙齿。

（4）刷咬合面时，将牙刷按在咬合面上前后移动刷牙，重点清除窝沟内的食物残渣和细菌。

（5）刷完牙齿外侧面和咬合面后，再刷牙齿内侧面，同样按照45°角颤动拂刷的方法进行。最后，别忘了轻轻刷洗舌头表面，去除舌头上的细菌和食物残渣，让口气更清新。

第三，多管齐下防蛀牙。

（1）使用牙线：刷牙只能清洁牙齿表面70%左右的区域，牙缝里的食物残渣和细菌很难被清洁，这时就需要使用牙线。2岁以上的孩子就可以在家长的指导下学习使用牙线了。每天应至少使用一次牙线，特别是在进食后，用牙线轻轻清理牙缝，即可将嵌塞在牙缝里的食物残渣清理出来。使用牙线时要注意动作轻柔，避免损伤牙龈。

（2）窝沟封闭：一种预防龋齿的有效方法，主要针对后牙（磨牙）。后牙的咬合面有很多窝沟，这些窝沟凹凸不平，容易残留食物残渣和细菌，是龋齿的好发部位。窝沟封闭就是在牙齿的窝沟处涂上一层高分子材料，形成一层保护膜，以阻止食物残渣和细菌进入，从而预防龋齿的发生。一般在 6 周岁左右，我们的第一恒磨牙（六龄齿）萌出后，就可以进行窝沟封闭；11—13 岁时，第二恒磨牙萌出后，也可以进行窝沟封闭。

（3）定期口腔检查：建议每 3—6 个月去口腔科进行一次口腔检查。医生可以及时发现牙齿的早期问题，并早作处理。还可以通过涂氟、窝沟封闭等方法进行预防，防止龋齿的发展。医生还会根据小朋友的口腔情况，给予个性化的口腔卫生指导和建议。

第四，科学选择牙膏牙刷。

（1）牙刷选择：优先选择小头的软毛牙刷，这类牙刷能够刷到最里面的牙齿，同时也能避免过硬的刷毛损伤牙龈和牙釉质。电动牙刷清洁效率高，但需注意控制力度和使用方法，适合能熟练掌握刷牙技巧的青少年。

（2）牙膏选择：对于 3 岁以上的孩子来说，每次牙膏总量在黄豆大小就可以了。含氟牙膏能增强牙齿抗龋能力。2 岁以下的孩子的吞咽反射不完善，过量摄入可能导致"氟斑牙"，建议遵医嘱使用。

此外，建议每 3 个月更换一次牙刷，保持牙刷清洁。同时，家长应帮助或监督小朋友正确刷牙，培养良好的口腔卫生习惯。

写给
孩子

你知道牙齿每天在经历什么吗？早餐的面包屑是细菌的早餐，午后的果汁是酸液炮弹的原料，夜间的磨牙是战场上的刀光剑影，如果不从每一次刷牙，每一次进食开始保护自己的牙齿，日积月累，牙齿受到的伤害就会越来越大，直到"深入牙髓"。现在，你掌握了有效"刷牙法"和"护牙饮食宝典"！希望你能和爸爸妈妈一起，保护牙齿，远离蛀牙！

写给
家长

您是否也经历过这些场景？早晨赶时间随便刷两下牙；工作间隙靠奶茶"续命"；夜宵后不刷牙直接倒头睡觉。从今天开始，让我们设立"家庭护牙打卡表"；每月开展"零食采购大会"；周末进行"趣味刷牙比赛"，互相监督，和孩子一起设计一周的健康食谱。在食谱中合理安排蔬菜、水果、肉类、奶制品等食物，同时尽量减少高糖食品的出现。设计好后，按照食谱采购食材，一起动手做饭，让孩子既享受亲子时光，又能了解健康饮食的重要性。记住：身体力行比说教更有力量！

　　周末的口腔科诊室里，父女俩都躺在了治疗牙椅上。口腔医生举着口镜说："看来我们得召开一次家庭护牙作战会议了！"经过这次牙科之旅，小美和爸爸制定了详细的护牙计划。每天早晚，家里都会响起欢快的刷牙歌；餐桌上，高糖食品逐渐被新鲜蔬果取代。几个月后复查时，医生惊喜地发现：小美新长出的恒牙洁白健康，爸爸的后槽牙（磨牙）也不再疼痛。在这场牙齿保卫战中，他们用科学的方法和行动，成功守住了灿烂的笑容。

健康小口诀

刷牙时间三分钟，牙齿面面都洗净。
上牙从上往下刷，下牙从下往上行。
咬合面儿来回刷，里里外外全搞定。
舌面也要轻轻刷，清新口气好心情！

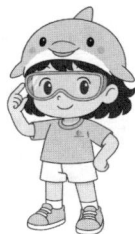

拓展知识

1. 菌斑指示剂。

菌斑指示剂的作用是直观显示牙菌斑，能让人们清晰地看到牙齿上牙菌斑的分布位置和范围，了解口腔清洁的情况。使用方法是挤出适量菌斑指示剂于小棉球或棉签上，然后将其轻轻涂布在牙齿表面，确保牙齿的唇面、舌面、咬合面都能被涂到。让指示剂在牙齿上停留 1~2 分钟，之后用清水漱口，漱去多余的指示剂。此时，牙齿上被染成红色或蓝色（不同指示剂颜色不同）的区域就是有牙菌斑存在、未清洁干净的地方。菌斑指示剂可以指导口腔清洁，帮助我们针对性地清洁牙齿，更好地维护口腔卫生。

2. 古人护牙奇招。

古埃及人将浮石粉视为护牙"神器"，祭司们会在神庙中研磨浮石，制成细腻的粉末。贵族们用潮湿的麻布蘸取粉末擦拭牙齿，既能去除牙垢，又能增添神圣感。在底比斯的贵族陵墓壁画中，还描绘着侍从为法老递上浮石粉的场景。

到了中国宋朝，手工业的繁荣催生了马尾牙刷。杭州街头的匠人将坚韧的马尾毛植入竹柄，这种设计比单纯用手指清洁更高效。《梦粱录》记载，临安城商铺中已批量售卖牙刷，甚至出现了"牙行"专门经营护牙用品。百姓清晨洗漱时使用牙刷的场景屡见不鲜。

　　在美洲大陆，印第安人就地取材，将枫树枝一端咀嚼成纤维状。这种天然牙刷不仅能清洁牙齿，还能释放天然抗菌成分。战士们外出狩猎时，总会在行囊中备上几根枫树枝，既能维护口腔健康，又能在长途跋涉中提神醒脑。

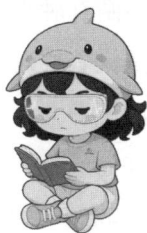

打好过敏免疫持久战

> 小君的初三生活被按下了"暂停键"。半年多来，他每天早
> 晨醒来都会连打十几个喷嚏，鼻涕像关不紧的水龙头般流淌，
> 眼睛红肿得如同熬了通宵。更令他难堪的是，手臂和膝盖窝总
> 是泛着红斑，抓破的皮肤在校服摩擦下火辣辣地疼。"肯定是学
> 习压力大，免疫力下降！"妈妈给他调理了三个月，但并没有很
> 好的效果。直到某天清晨，小君因剧烈咳嗽惊醒，喉咙里发出
> "嘶嘶"的拉风箱声，全家才慌慌张张到医院就诊。医生的听诊
> 器刚贴上胸口就皱起眉头："这孩子有典型的喘鸣音，之前有过
> 敏史吗？"

▶ 过敏性疾病是什么？

过敏性疾病，又称为"变态反应性疾病"，是身体对某些物
质反应过度了。这种反应可能在身体的任何地方发生，最常见于
我们的鼻子、眼睛、皮肤、气管或者肚子这些地方。过敏性疾病
有很多类型，比如鼻子里痒痒的过敏性鼻炎、眼睛红红的过敏性
结膜炎、喘气不顺的过敏性哮喘、皮肤痒痒的特应性皮炎，还有
吃了东西会过敏的过敏性疾病。据统计，我国青少年过敏性疾病
发病率逐年上升，约30%的儿童和青少年受过敏困扰。小孩子容

易发生食物过敏，青少年更容易面临的是过敏"四大金刚"——过敏性鼻炎、过敏性结膜炎、过敏性哮喘和特应性皮炎。过敏的反应可大可小，轻的可能会自愈，严重的会让人非常难受，甚至有生命危险。过敏还可能影响到学习和日常生活，比如过敏性鼻炎会让我们睡不好，影响记忆力和学习；过敏性哮喘如果没及时处理，可能会让人喘不过气来，甚至有生命危险。

下面将重点介绍这"四大金刚"。

过敏具体表现是什么？

过敏性鼻炎

鼻子痒、鼻塞、流鼻涕，还会突然打很多喷嚏，这些是过敏性鼻炎的常见表现。过敏性鼻炎与感冒的症状很像，但持续的时间常常要更长。尘螨或者花粉是常见的过敏原。有时候，它还会引起鼻窦或者耳朵的炎症。

过敏性结膜炎

眼睛痒痒的、红红的，还总是流泪，感觉像是有东西在眼里摩擦，这可能是过敏性结膜炎。这种症状经常和鼻炎一起出现。花粉、尘螨和宠物的皮屑是常见的过敏原。

特应性皮炎（湿疹）

皮肤干燥、起红斑，有时候还会渗出液体，痒得厉害，特别是在肘窝、膝窝这些容易摩擦的地方症状严重。这就是特应性皮炎，也叫湿疹。

过敏性哮喘

如果经常气喘、咳嗽，胸口感觉闷闷的，特别是在晚上或者运动后症状会加重，那可能患有过敏性哮喘。很多哮喘患者同时也有过敏性鼻炎，这是因为它们都是同一个气道的问题，所以叫作"同一气道，同一疾病"。

▶ 过敏的成因是什么?

由于过敏性疾病具有反反复复的特点，因此容易被误解为免疫力低，但其实过敏不是免疫力低，而是免疫失去了平衡，对不应该产生反应的物质产生了过敏反应。简单来说，过敏体质，就是天生容易对某些物质过度敏感的体质。过敏是基因和环境的双重作用所致。如果父母之中有一人对某些物质过敏，那他们的孩子过敏的可能性就会提高 30%；如果父母双方都过敏，那孩子过敏的风险就可能达到 60%。环境因素包括：空气中的尘螨（过敏病例里有 80%~90% 都是它们惹的祸）、花粉（特别是像柏树、杨树这样的植物，风一吹花粉就到处飞）、霉菌以及宠物的皮屑，这些都是常见的过敏原。食物也会引起过敏，比如：牛奶、鸡蛋、坚果和海鲜等（如前所述，主要过敏人群为低龄儿童）。还有其他一些因素，比如：空气污染、二手烟、天气变化和压力，这些都可能加重过敏症状。

▶ 怀疑过敏，需要做哪些检查呢？

如果怀疑过敏，首先可以做一个血常规，看一下嗜酸性粒细胞[1]指标是否升高，嗜酸性粒细胞升高对过敏有一定提示作用。

接下来可以查一下过敏原具体是什么，这就需要借助以下检查来确定：

1. 皮肤点刺试验和过敏原特异性 IgE 检测[2]：只对 IgE 引起的过敏反应有用，对其他类型的过敏反应诊断价值有限。其中过敏原特异性 IgE 检测分两种，一种是半定量的，阳性率比较高，另一种是全定量的，结果更可信。

2. 全定量 ImmunoCAP 系统用的荧光免疫法：它特别灵敏、准确，是检查过敏原的"金标准"。它主要是用来诊断稍慢一点的过敏反应，也就是迟发型过敏反应，用来看看是不是对什么东西过敏，还有过敏和皮炎之间有没有关系。这种试验通常用在非 IgE 引起的过敏反应上。

3. 过敏原组分分析：它像是一个超级放大镜，能帮助我们看到过敏原里面的小细节，找到真正让我们过敏的"坏蛋"蛋白。举个例子，如果你对花生过敏，这个技术能帮你分辨出是花生中的哪种蛋白让你难受——是 Ara h2（这个和严重的过敏反应有关）还是其他风险较低的蛋白。如果你对牛奶过敏，它能帮你识别出是哪种牛奶蛋白让你不舒服——是加热后容易分

解的 α -乳球蛋白？还是耐热的酪蛋白？对于花粉过敏，它还能帮你判断是只对一种花粉过敏，还是因为一些相似的蛋白成分导致的交叉过敏反应（比如桦树花粉和苹果的组合）。这种分析技术特别适合那些过敏情况复杂的朋友们，或者是那些需要弄清楚是不是有交叉过敏反应的人。

▶▶ 如何解读过敏原检测报告？

表 1-2　小君的过敏原检测报告

序号	项目名称	简称	结　果	参考区间	单位	实验方法
1	户尘螨	d1	>100.00 ↑	<0.35	kUA/L	荧光免疫法
2	粉尘螨	d2	>100.00 ↑	<0.35	kUA/L	荧光免疫法
3	猫皮屑	e1	1.40 ↑	<0.35	kUA/L	荧光免疫法
4	狗毛屑	e5	0.25	<0.35	kUA/L	荧光免疫法
5	德国小蠊	i6	0.25	<0.35	kUA/L	荧光免疫法
6	霉菌混合	mx2	0.09	<0.35	kUA/L	荧光免疫法
7	树花粉组合	tx5	0.04	<0.35	kUA/L	荧光免疫法
8	杂草花粉混合	wx5	0.07	<0.35	kUA/L	荧光免疫法
9	sIgE 阳性分①—⑥级	POS	① 0.35—0.7		④ 17.5—50	
10	·		② 0.7—3.5		⑤ 50—100	
11	·		③ 3.5—17.5		⑥ >100	

表 1－2 是小君的过敏原检测报告。你可能会有疑问，怎么只检测了吸入性的过敏原，没有查食物性的过敏原呢？这是因为，随着年龄的增长，人体会对大部分食物慢慢耐受，到了青少年期，过敏原就会以吸入性过敏原为主，如尘螨、花粉、霉菌以及动物皮屑等[3]。当然，如果在病程中确定过敏的反应和进食某种食物相关，可以针对食物过敏原进行检测。

我们再来看一下报告上的数据：户尘螨和粉尘螨的特异性 IgE 数值均大于 100 kUA/L。对于特异性 IgE，正常应<0.35 kUA/L，若≥0.35 kUA/L 则判定为阳性。根据过敏严重程度的不同，又可以进一步将阳性结果分为 6 个等级（见表 1－3）。

表 1－3　特异性 IgE 分级

级　别	数值（kUA/L）
0 级	<0.35
1 级	0.35—0.7
2 级	0.7—3.5
3 级	3.5—17.5
4 级	17.5—50
5 级	50—100
6 级	>100

表 1－3 中小君户尘螨和粉尘螨的特异性 IgE 数值均大于 100 kUA/L，为 6 级——中重度过敏，猫皮屑 1.4 kUA/L，为 2 级——属于轻中度过敏。特异性 IgE 检测阳性，仅仅表明小君已经致敏，结合小君之前环境致敏的经历，可以诊断为尘螨中重度过敏，猫毛轻中度过敏。

▶ 青少年过敏性疾病，如何应对？

青少年过敏防控，需要科学的管理，主要包括：

1. 回避过敏原。

居家环境：使用防螨寝具、定期用 55℃ 热水清洗寝具；避免使用地毯和毛绒玩具；环境湿度控制在 50% 以下。

户外防护：花粉季减少外出，佩戴口罩和护目镜；回家后及时清洗衣物和鼻腔。

2. 调整生活方式。

运动调节：游泳可改善肺功能，但应避免在干燥寒冷环境中剧烈运动。

心理调节：减压并保证充足睡眠，避免情绪波动诱发过敏。

如果症状持续且严重，一定要及时就诊，明确诊断后由医生制定合理的急性期、长期控制性的药物治疗方案。对于一些尘螨过敏者，还可以采用特异性免疫治疗——脱敏治疗，通过逐渐增量暴露过敏原，重塑免疫耐受，疗程 3—5 年。

3. 采用中西医结合治疗。

祖国医学博大精深，在青少年过敏的治疗中，中西医结合的方法也展现出独特的优势。中医注重整体调理，通过辨证施治，从根本上改善患者的体质，增强免疫力。中医会根据患者的体质和过敏症状，采用中药口服、中药外敷、外洗、针灸、推拿等多种手段，调和气血，疏通经络，达到扶正祛邪的目的。

在实际治疗中，医生会根据患者的具体情况，灵活运用中西医结合的方法，制订个性化的治疗方案。这样既能快速缓解症状，又能从根本上改善患者的体质，达到标本兼治的效果。

写给孩子

和过敏的战争是长期的、多方面的，你可能会觉得麻烦，使用药物的体验感也不是那么"美好"，但是只有规范的治疗才能帮助我们的身体机能维持稳定，才能在用药以外的时间过得更加自在。还有，不要因为"过敏体质"而惧怕和外界接触，或者觉得自己"太虚弱"而躲在角落里，过敏只是因为身体的免疫系统出现了"混乱"，我们要通过合适的运动方式，帮助身体建立更加完美的状态，更好地拥抱"过敏原"以外的美好世界，健康快乐地成长！

对孩子来说，过敏是个不小的困扰，家有敏娃相信也让你们很头疼。但只要我们细心呵护，就能让孩子远离过敏的烦恼。此外，关注孩子的心理健康也很重要。过敏可能会让孩子感到不适和焦虑，我们要给予他们足够的关爱和支持，帮助他们建立积极的心态，勇敢面对过敏的挑战。

通过仔细的询问，医生敏锐捕捉到了很多关键线索：小君的症状在整理旧书柜、睡懒觉后加剧；家中布艺沙发用了十年未换；而且小君从小抗拒晒被子，总说"阳光晒过的被子扎皮肤"……爸爸从小就有过敏性鼻炎，妈妈有荨麻疹，这又是小君罹患过敏性疾病的遗传因素。通过完善相关检查，最终，小君被诊断为：过敏性哮喘急性发作、过敏性鼻炎、过敏性结膜炎和特应性皮炎。医生为他制定了个体化的治疗方案：目前小君处于过敏急性期，主要是先控制哮喘的症状。待急性期症状缓解后，需要进行长期的随访和治疗：包括定期肺功能检查、药物治疗以及针对尘螨的脱敏治疗和环境控制等。爸爸妈妈也制定了"家庭大清扫计划"，虽然任重而道远，但是一家人总算是有了方向……

健康小口诀

记清口诀不慌张，过敏源头要躲藏。
家中环境要干净，防尘除螨不能忘。
外出防护须做足，口罩护目镜来帮忙。
回家清洁讲卫生，健康成长乐无疆。

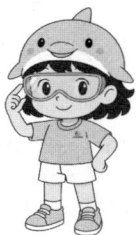

拓展知识

1. 嗜酸性粒细胞：过敏背后的"隐形破坏者"。

嗜酸性粒细胞是人体白细胞的一种，名字来源于它的"粉色爱好"——细胞内的颗粒遇到酸性染料会变成亮粉色。正常情况下，它们像"寄生虫杀手"，专门对抗蛔虫、血吸虫等感染。但在过敏中，它们却会"误伤"人体，成为引发红肿、瘙痒、哮喘的"罪魁祸首"。当过敏原（如尘螨、花粉）入侵时，免疫系统的指挥官 Th2 细胞会释放信号分子 IL－5，发出"征兵令"。嗜酸性粒细胞从骨髓大量生成，并跟随信号聚集到过敏部位（鼻子、气管、皮肤等）。这些细胞携带的颗粒里装满了危险物质：嗜酸性阳离子蛋白可破坏鼻黏膜/皮肤屏障，导致流鼻涕、起疹子；主要碱性蛋白可刺激神经，引起鼻子痒、皮肤瘙痒难耐；白三烯能让气管收缩引起哮喘，使人喘不上气。嗜酸性粒细胞还会分泌促进纤维化的物质，长期积累可能形成鼻息肉或导致气管变窄，进而引起不可逆损伤。

血常规中的嗜酸性粒细胞增高对过敏有一定的提示作用，但是，并非嗜酸性粒细胞增高就一定是过敏。当外周血嗜酸性粒细胞占白细胞总数的 5% ~ 15% 时，提示过敏反应；占 16% ~ 40% 时，提示存在过敏反应或其他情况（如药物超敏反应、白血病、自身免疫性疾病或寄生虫感染）；占 41% ~ 90% 时，多见于嗜酸性粒细胞增多症或内脏幼虫移行症。因此，在判定时，需结合临床表现，有时候甚至需要做些检查排除其他情况。

2. IgE：过敏反应的"启动开关"。

可以把 IgE 想象成免疫系统派出的"侦察兵"。正常情况下，它的任务是识别寄生虫等大型敌人。但在过敏体质的人身上，IgE 却会犯糊涂——把花粉、尘螨这些小东西当成致命威胁，引发一场"过度防卫战"。具体过程就像一场"连锁爆炸"：当过敏原（比如尘螨尸体碎片）第一次进入身体时，免疫系统会生产一批专门针对它的 IgE 抗体，就像给这个过敏原拍了张"通缉照"。这些 IgE 会牢牢粘在肥大细胞（一种免疫细胞，像装满火药的小气球）表面，长期驻守在皮肤、呼吸道、肠胃等"边境线"上。当过敏原第二次入侵，就会立刻被 IgE"认出来"。IgE 们火速拉响警报，指挥肥大细胞"引爆"自己，释放出组胺、白三烯等炎症物质。组胺可导致血管扩张，引起鼻塞和红肿、刺激神经导致瘙痒；白三烯可导致气管收缩，引发哮喘急性发作、黏液分泌增多、鼻涕眼泪狂流。医院验血时查的"过敏原特异性IgE"，就是通过检测血液中有多少针对某种物质的"通缉令"（比如牛奶IgE、花粉IgE）来判断过敏诱因的。

3. 过敏进程：从皮肤到呼吸道的"多米诺骨牌"。

过敏进程就是过敏性疾病随着年龄增长呈现出的几个阶段。通常是从婴儿时期的湿疹或者食物过敏开始，慢慢变成过敏性鼻炎或者哮喘。这个过程跟免疫系统的发育、遗传和环境因素都有关系。过敏进程一般分为几个阶段：

（1）婴儿期（0—2岁）。

这个阶段主要会出现一些皮肤上的症状，比如湿疹（也就是特应性皮炎），有的孩子还会对牛奶、鸡蛋这些食物过敏。因为这时候免疫系统还在发育初期，皮肤的屏障功能不够强，所以容易被外面的过敏原刺激。

（2）儿童期（3—6岁）。

这个阶段皮肤上的症状可能会减轻一些，但是呼吸道的症状会慢慢出现，比如经常咳嗽、喘息，有的孩子可能会发展成哮喘。随着年龄的增长，过敏原也会从食物（比如牛奶、鸡蛋）变成吸入性物质（比如尘螨、花粉）。

（3）青少年及成年期。

这个阶段主要是过敏性鼻炎和哮喘，有的患者可能还会同时有好几种过敏症状。如果没好好控制，这些症状可能会一直持续，甚至引起鼻窦炎、睡眠障碍等其他问题。

　　过敏进程如同一条"失控的传送带"，但通过科学管理，完全可以在任一阶段按下暂停键！从修复婴儿的第一块湿疹皮肤开始，到守护青少年的每一次呼吸，每一步干预都在改写过敏的未来剧本。

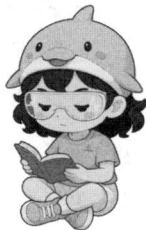

让痘痘统统消失吧！

花季少男小强最近心理一点都不强大，满脸的痘让他的颜值大打折扣，总感觉自信心也掉入了深深的痘坑里。他常常低着头，不愿意多说话，甚至萌生了辍学的念头……爸爸妈妈觉得他有点小题大做，不就是青春痘吗？谁没长过啊！过一段时间就会好的，为什么这么在乎？可是看到小强情绪如此低落，甚至影响了学习，也不得不重视起来。可是在家试过了很多办法，都不能解决……

▶ 青春痘是什么？

青春痘是青春期最常见的皮肤问题之一（见表 1 - 4）。我们的健康皮肤自带"控油防痘"机制，通过三重平衡守护清爽：① 皮脂腺能感知表皮油量，自动调节分泌；② 角质层会在 28 天内规律代谢，保证毛孔畅通不淤堵；③ 皮肤表面有益菌能维持菌群平衡，抑制致痘菌繁殖。这些机制与皮脂膜、角质层组成的"天然屏障"协同工作，既能锁住水分又能避免油脂堆积。但是随着人民生活水平的提高、饮食结构的改变，痘痘发病呈现明显低龄化趋势，12 岁以前发痘的孩子越来越多。

表1-4 青春痘分级与表现

类 型	特 征	风险提示
轻度（Ⅰ级）	黑头、白头粉刺	易处理，不易留疤
中度（Ⅱ级）	多发炎性丘疹（红色小疙瘩）	可能遗留暂时性红斑
中重度（Ⅲ级）	脓疱（含白色脓液）	不当处理易留色素沉着
重度（Ⅳ级）	结节、囊肿（深在性硬块）	高概率导致凹陷性瘢痕

青春痘的成因

青春痘的生成主要与以下因素相关：

（1）激素变化：青春期时，体内雄激素水平升高，刺激皮脂腺分泌大量油脂（皮脂）。

（2）管道阻塞：毛囊导管过度角化，导致油脂和死皮细胞堵塞毛孔通道，形成粉刺（黑头/白头）。

（3）细菌狂欢：痤疮丙酸杆菌在堵塞的毛孔里开派对，分解皮脂，产生炎症物质。

（4）"世界大战"——复杂的炎症反应：免疫系统被激活，派出"消炎部队"释放炎症因子来镇压，引发红肿、脓疱甚至结节囊肿。

很多人认为，青春痘是很正常的现象，不用治疗也能好。最让人困扰的是痤疮痘印、瘢痕的形成，不及时干预可能会

"毁容"，导致自卑、社恐。

影响痤疮瘢痕的因素有以下几方面：

（1）痤疮早期是否成功控制：越是早期治疗得好，留疤几率越小。

（2）体重指数：越是肥胖越容易留疤。

（3）性别：男孩比女孩容易留疤。

（4）遗传：父母长过青春痘的话，孩子更容易留疤。

（5）免疫炎症反应重而且迁延不愈：痘痘炎症反应很严重，而且持续时间长更容易留疤。

（6）不正确的处理：反复挤压、未规范治疗的Ⅲ—Ⅳ级痤疮，可能导致永久性瘢痕（痘坑、增生性瘢痕）。所以，乱挤痘痘＝亲手给自己刻瘢痕印章！

▶ 青春痘，如何预防?

1. 饮食科学管理，让你的"战痘"生活少点苦。

● 红灯食物：不吃少吃。

　■ 高糖食品（奶茶、蛋糕）：升高胰岛素水平→刺激雄激素分泌

　■ 乳制品（如脱脂牛奶）：含胰岛素样生长因子（IGF-1）可能加重毛囊角化（注：可选择全脂牛奶，注意控制牛奶总量）

- 黄灯食物：少吃。
  - 油炸食品
- 绿灯食物：多吃。
  - 三文鱼/虾（富含抗炎 Omega-3）
  - 西蓝花/蓝莓（抗氧化战士）
  - 水果蔬菜

2. 遵从日常护肤三部曲（清洁-保湿-防晒）。

- 清洁：每日 2 次温和清洁，如使用氨基酸洁面，避免过度清洁（破坏皮肤屏障）。目标是洗脸后干爽而不干绷，润滑而不油腻。

- 保湿：选择低敏无刺激的保湿霜（如含神经酰胺、透明质酸的面霜）。

- 防晒：紫外线会加重炎症，建议使用防晒霜或者物理遮盖，如打伞、戴宽檐帽子。

青春痘，怎么治疗？

轻度痤疮（Ⅰ级）：以外用药物为主。

中度痤疮（Ⅱ级和Ⅲ级）：除了外用药物，可能还需要考虑口服抗生素，抑制痤疮丙酸杆菌的生长，减轻炎症反应。不过，口服抗生素要注意避免长期使用，以免引起细菌耐药和肠道菌群失调等不良反应。

重度痤疮（Ⅳ级）：表现为结节、囊肿，容易形成瘢痕。这是痤疮中最严重的一类，一定要记得在专业医生指导下规范治疗，否则非常容易留下痘疤。治疗上，系统用维A酸类药物是关键，对于炎症严重的重度痤疮，还可以短期使用糖皮质激素，以迅速控制炎症反应。同时，也可以联合物理治疗、中药治疗等多种方法，以提高治疗效果，减少瘢痕形成。

随着科技的发展，专业的医生还有很多不靠药物也能战痘的"黑科技"。比如：红蓝光照射[1]、强脉冲光[2]（光子）、化学焕肤[3]（果酸、水杨酸、复合酸刷酸治疗）、光动力治疗[4]、点阵激光[5]、粉刺去除术、火针、局部封闭治疗、射频、微针等，均可以发挥不同作用，更严重者可以进行外科手术（脓肿清创引流、凹陷性痘印的环钻提升术等）。

如果遇到解决不了的战"痘"难题，一定要来正规医院咨询专业医生，并在医生指导下进行治疗哦！

写给
孩子

追求美是每个人的权利，在乎痘痘和痘印都是很正常的心理诉求，不要害怕，请大声说出来！科学抗痘可以帮你尽快扫清痘痘困扰。千万别信偏方！记住这个公式：科学治疗+饮食管理+规律作息=95%无痕上岸。现在，对着镜子检查你的痘痘等级，如果已经发展到中重度了，就快去找皮肤科医生组队打怪吧！你的青春不该被痘痘封印！

**写给
家长**

关注外貌是孩子成长过程中的一部分。痘痘可能严重影响孩子的自信，所以请理解他们的焦虑，避免否定，引导科学护理（如温和清洁、避免挤痘），全家配合调整饮食作息，严重时及时就医。你的支持不仅能帮助孩子"战痘"成功，还能帮孩子健康度过青春期，建立积极的自我认知。

爸爸和小强聊了很久，最终决定先帮他请一段时间的假，并带他来到了医院。医生仔细检查了小强的皮肤情况，跟他谈到重度痤疮治疗的多种方式虽然需要多次治疗，但是相信，只要大家一起努力，小强摆脱痤疮困扰，重回颜值巅峰，重返校园，就指日可待啦！

拓展知识

1. 红蓝光照射：蓝光是"细菌杀手"，红光是"修复专家"，二者相加可减轻炎症。通常治疗频率为每周 2 次。

2. 强脉冲光：可用于治疗轻度到中度的炎性痤疮，对痤疮丙酸杆菌引起的炎症反应有抑制作用，同时对痤疮后期的红斑、色素沉着及瘢痕也有一定改善效果。

3. 化学焕肤术（刷酸）：用一些酸类成分，比如果酸、水杨酸，来帮助促进角质剥脱、调节皮脂分泌、抗菌消炎、清理毛孔。不过刷酸要选对产品，并且要根据自身情况，选择合适的浓度进行。刷酸对轻中度痤疮及痘疤痘印都有很好的改善作用。刷酸后要注意防晒和保湿，避免刺激皮肤。

4. 光动力治疗：专门对付中重度、顽固型痘痘。治疗时，先在痘痘上抹层"光敏药膏"，它会钻进毛囊，生成光敏物质。然后用特定波长的红光或蓝光照射，这些物质就被激活，能精准打击皮脂腺细胞，让油脂分泌减少，还能直接杀灭痘痘里的痤疮丙酸杆菌，抑制炎症因子，改善毛囊角化。治疗前要清洁皮肤，治疗时可能会疼，但一般能承受。治疗后皮肤会红肿、结痂，别碰它，让皮肤自己恢复，还要避光 48 小时。不过，对光源或光敏剂过敏者千万别用这种治疗方式。

5. 点阵激光：对痤疮瘢痕，尤其是萎缩性瘢痕、凹陷性瘢痕的治疗效果较好。它利用激光在皮肤上产生微小的光斑，形成柱状的热损伤区，刺激皮肤的自我修复功能，促进胶原蛋白的合成和重组，从而填充瘢痕，使凹陷的瘢痕变得平滑，改善皮肤的质地和外观。

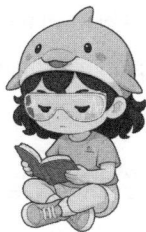

脊柱不侧弯，人生更通达

小雄妈妈最近有点烦恼，她发现小雄的肩膀一边高一边低，而且穿衣服的时候，衣服总是歪的，在天气热的时候尤其明显。学校体检报告上写着"脊柱侧弯可能"，爸爸妈妈赶紧带小雄去医院检查。

▶ 脊柱侧弯是什么？

脊柱是人体的"支柱"，它支撑着我们的身体，帮助我们保持直立。正常情况下，脊柱从侧面看有四个正常生理曲度[1]，可以缓冲身体重量，保护我们的脊髓。这些曲度的形成与人类直立行走和日常活动姿势密切相关。但是，从正面看，脊柱应该是笔直的。如果脊柱从正面看也出现了弯曲，这就叫脊柱侧弯。

一般来说，侧弯角度的 Cobb 角小于 $10°$ 不被诊断为脊柱侧弯，$10~20°$ 是轻度，$20~40°$ 是中度，$>40°$ 就是重度了。重度脊柱侧弯可能会导致身体变形，比如：肩膀一高一低、腰部不对称，严重的甚至影响呼吸和心脏功能。

▶ 脊柱侧弯常用评估标准

在脊柱侧弯的诊断中，有以下几个专业标准用以评估（见

图 1 - 8）。

Cobb 角：这是衡量脊柱侧弯严重程度的关键指标。医生会在 X 光片上分别沿着弯曲的脊柱上下两端的椎体画两条线，然后测量这两条线之间的夹角。角度越大，侧弯越严重。

顶椎：弯曲最严重的那个椎体，就像弯曲的桥中间最弯的地方。

终椎：弯曲的两端的椎体，就像桥的两个支点。

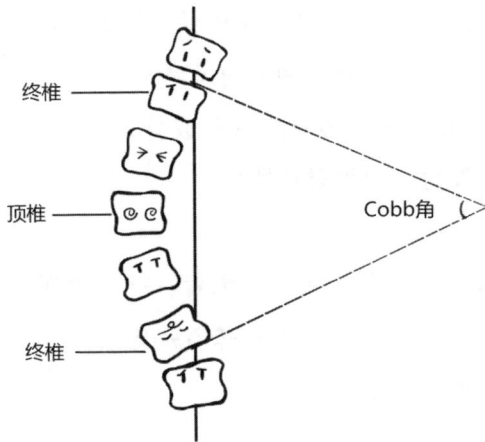

图 1-8 脊柱侧弯评估标准图示

旋转角度：脊柱侧弯时，椎体不仅会弯曲，还会旋转。旋转角度越大，说明脊柱的变形越复杂。

医生还会根据侧弯的部位来分类，比如：颈椎侧弯、胸椎侧弯、腰椎侧弯等。不同部位的侧弯，对身体的影响也不同。

▶▶ 脊柱侧弯的成因是什么？

脊柱侧弯有很多种类型，目前，还不是完全清楚它们的成因，其中最常见的叫特发性脊柱侧弯，是指目前尚未明确成因。不过，有一些因素可能会增加发病风险：

环境因素

● 不良姿势：长时间低头玩手机、弯腰驼背写作业、单肩背包等，都会让脊柱承受不均匀的压力，导致脊柱变形。

● 缺乏运动：运动不足会导致脊柱周围肌肉力量不足，无法有效支撑脊柱，增加脊柱侧弯的风险。

● 营养不良：缺乏必要的营养成分，如钙、维生素 D 等，会影响骨骼的发育，导致脊柱侧弯。

遗传因素

如果直系亲属有脊柱侧弯的患者，孩子患病的可能性会比普通人群稍高一些。但这并不意味着一定会发病，因为环境因素也起到了很重要的作用。

发育因素

在青春期，孩子的身体会快速生长，如果脊柱的生长速度不均匀，就容易出现侧弯。比如，一侧的脊柱生长快，另一侧生长慢，就会导致脊柱侧弯。

其他因素

有些疾病也可能会导致脊柱侧弯，比如神经纤维瘤病、脊髓灰质炎等。此外，缺乏运动、营养不良等也可能会影响脊柱的健康。

▶ 脊柱侧弯的危害

脊柱侧弯早期可能没有明显的症状，但随着病情的发展，会出现以下问题：

外观改变

● 肩膀一高一低，就像穿衣服时肩膀没有放平。

● 腰部不对称，一侧腰部的肌肉看起来更鼓。

● 背部一侧隆起，尤其是弯腰时更明显。

● 胸部一侧更突出，比如对女孩来说，两侧乳房发育不对称。

功能障碍

● 走路时身体可能会倾斜，感觉不太平衡。

● 活动后容易疲劳。

● 呼吸时可能会觉得有点憋闷，尤其是重度侧弯的患者。

脊柱侧弯不仅仅是外观和功能上的问题，还可能带来心理影响：外观改变会让孩子感到自卑、焦虑，影响心理健康。如果发现以上症状，一定要及时去医院检查。医生会通过体格检查、X 光检查等来进行诊断。

▶ 脊柱侧弯,如何预防?

预防脊柱侧弯,关键在于养成良好的生活习惯:

保持正确的姿势

坐姿:挺直腰背,双脚平放在地上,眼睛与书本保持适当距离(约 30 厘米)。不要长时间弯腰驼背写作业,每隔一段时间要起身活动一下。

站姿:抬头挺胸,收腹提臀,肩膀向后展开,双脚与肩同宽。不要长时间单脚站立,也不要总是歪着身子。

睡姿:尽量选择仰卧,并且建议选择软硬合适的床垫。

增加户外活动

多参加体育锻炼,比如游泳、体操等,这些运动可以增强脊柱的肌肉力量,帮助维持脊柱的稳定。每天至少保证 1 小时的户外活动时间,让脊柱在阳光下"伸伸懒腰"。

控制背包重量

选择合适的双肩包,避免单肩背包。背包的重量不要超过体重的 10%,否则会增加脊柱的负担。同时,要用正确的方法背双肩包,让背包的重量均匀分布在背部。

定期体检

每 3—6 个月进行一次脊柱检查,尤其是处于生长发育期阶段的孩子。早发现、早治疗,可以有效控制病情的发展。

**写给
孩子**

脊柱是我们的"小卫士"，它保护着我们的脊髓，让我们能够正常活动。轻度的脊柱侧弯不用担心，可以试着每天做一些康复训练，比如小燕飞（可参考后文提到的"健康小口诀"）。还可以和爸爸妈妈一起做运动，让身体变得更加柔软。记住，不要总是低头玩手机，要多抬头看看天空，让脊柱也晒晒太阳。你是最棒的，我们一起努力，让脊柱变得越来越好！

**写给
家长**

在关注孩子脊柱健康的同时，也要给予孩子足够的理解与支持。合理安排孩子的学习生活，避免长时间伏案做作业，定期体检，更重要的是要以身作则，和孩子一起养成良好的生活习惯。陪伴孩子进行康复训练，制定全面健康的生活计划，都是预防和控制脊柱侧弯的重要环节。

妈妈带小雄来到了医院。通过检查和病史询问，医生确诊小雄有脊柱侧弯，不过好在还是轻度，不需要手术治疗，但需要定期观察和做一些康复训练。"周末我们一起去游泳吧，不过你可得教教我哦！""没问题！妈妈！"

健康小口诀

为了帮助孩子更好地进行脊柱侧弯的康复训练，以下是一些简单易记的要领和口诀：

小燕飞

动作要领：趴在床上，双手向后伸直，双脚并拢，头和四肢同时向上抬起，保持几秒钟后放松。

口诀：身体趴在床面上，双手双脚向后伸，头和四肢一起抬，像只小燕飞起来。

平板支撑

动作要领：俯卧在地面上，用前臂和脚尖支撑身体，保持身体呈一条直线，腹部收紧，保持呼吸均匀。

口诀：身体俯卧在地面，前臂脚尖来支撑，身体直线要保持，腹部收紧呼吸匀。

猫牛式

动作要领：双手双膝着地，吸气时背部下沉，抬头挺胸；呼气时背部拱起，低头含胸，像猫一样伸展脊柱。

口诀：双手双膝撑地面，吸气背部往下沉，抬头挺胸向前看；呼气背部往上拱，低头含胸像只猫。

侧身伸展

动作要领：站立，双脚分开与肩同宽，双手向上伸直，身体向一侧弯曲，保持几秒钟后换另一侧。

口诀：双脚分开与肩齐，双手向上伸直立，身体侧弯伸展开，左右交替要均匀。

单脚站立

动作要领：双脚并拢，抬起一只脚，保持身体平衡，双手可以放在身体两侧或伸展以保持平衡。

口诀：双脚并拢站稳当，抬起一只脚来站，双手放在身体边，保持平衡不晃悠。

拓展知识

1. 人体脊柱正常生理曲度：从侧面观察，颈椎段向前凸，称为颈曲；胸椎段向后凸，叫胸曲；腰椎段又向前凸，为腰曲；骶椎段向后凸，称骶曲。颈曲和腰曲的存在使头部能灵活转动，同时也能减轻行走时脑部的震动，还能增加脊柱的弹性。胸曲和骶曲则有助于维持身体重心平衡，保护内脏器官。

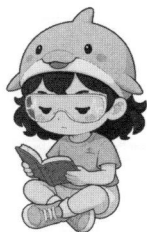

第二篇

碰到意外伤害，我该怎么办？

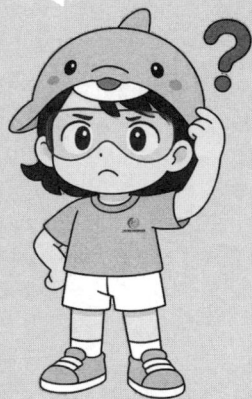

中暑，夏日的隐形杀手！

8月的上海烈日炎炎，6岁的菲菲和父母去露天游乐场玩，她在太阳下跑来跑去，玩得很开心。过了一会儿，妈妈发现她脸色发红，开始有些烦躁，一直说头晕，摸摸额头也有些发烫。妈妈以为菲菲只是玩累了，让她坐在阴凉处休息，并喂她喝水。可是过了半个小时，菲菲情况并未好转，反而开始呕吐……

▷ 什么是中暑？

中暑是高温环境下人体体温调节功能失调，导致体内热量积聚，引起的一系列症状。中暑表现为：在高温、高湿环境暴露后，出现头晕、头痛、恶心、呕吐、发烧、肌肉抽筋、抽搐，甚至昏迷。

儿童中暑根据严重程度可分为：

1. 先兆中暑：暴露在高温环境下一段时间后，出现精神减弱、疲乏无力、头晕头痛、口渴多汗、恶心呕吐等症状，体温正常或略有升高（通常<38℃）。此阶段儿童神志清楚，无器官损伤表现，身体仍处于代偿期。

2. 轻型中暑：体温明显升高，通常在38~40℃，出现脱水的表现，如皮肤湿冷、面色苍白、心率加快、少尿无尿、眼窝凹陷、皮肤弹性差等。

3. 重型中暑：又进一步分为热痉挛、热衰竭及热射病。

（1）热痉挛可能表现为体温升高，除头晕、四肢无力等轻型中暑的症状，除此之外，常以肌肉痉挛为突出表现，这与电解质丢失、酸中毒有关。

（2）热衰竭则主要表现为血容量不足，同时可伴随因电解质丢失、酸碱平衡紊乱和过度通气等因素而出现的肌肉痉挛，一般存在体温升高而无明显神经系统症状。

（3）在延误治疗后，上述两类型均可演变为热射病。热射病作为最严重的中暑类型，其表现为体温通常超过 40℃，伴有皮肤灼热干燥、循环衰竭和严重的中枢神经系统功能障碍，可伴谵妄、抽搐、嗜睡或昏迷。

》 中暑的原因

儿童因具有以下几大特点而成为中暑的高危易感人群。

1. 产热多：儿童基础代谢率比成人高，按每公斤体重计，儿童产生的代谢热量比成人高。

2. 体表面积大：儿童体型小，相对体表面积较成人大，更易受周围环境影响。

3. 蒸发散热能力不足：年幼儿体温调节中枢功能尚不健全，皮肤汗腺未发育成熟，毛囊不能完全张开，无法将热量有效排出体外。

4. 自主能力差：尤其对于年龄较小的婴幼儿，无法正确表达自己的感受、采取自救措施，比如被锁车内等密闭环境，是婴幼儿中暑的常见原因。

哪些情况下，儿童更容易中暑？

1. 长时间暴露在高温、高湿、封闭及强阳光直射的环境下。

2. 天热的时候进行剧烈的运动。

3. 穿着过多。

4. 体重超标或肥胖、皮肤损伤。

5. 有慢性病，如糖尿病、甲状腺功能亢进、尿崩症、下丘脑损伤等。

6. 无法表达自己感受，比如小婴儿或者发育落后不能准确表达的儿童。

中暑的紧急处理

先兆中暑时，通常经现场处置后症状可很快缓解，轻、重型中暑，则需要去医院就诊。中暑的发病率与高热的程度及持续时间直接相关，因此远离热源及快速降温在中暑急救中至关重要。一旦发现有中暑症状，应采取"一搬、二降、三补、四转"的原则进行处置。

1. 搬运：脱离高温、高湿、封闭及阳光暴晒的环境，迅速从热的地方移至阴凉通风的地方。

2. 降温：快速有效的降温是中暑急救时最重要措施，发现中暑 30 分钟内应尽快将体温降至 40℃以下。降温方法包括：尽快松开或脱掉紧身衣物，先用温水，再用冷水擦浴全身，可在额头、双侧颈部、腋下、腹股沟等大动脉走行浅表处放置冰袋，通风增加对流、散热。对于年长、意识清楚的儿童，可采用洗澡浸泡的方法。**需要注意的是，口服布洛芬、对乙酰氨基酚等解热镇痛药物是无用的。**

3. 补水：中暑常伴有脱水及电解质紊乱症状，应该少量、多次地让患者饮用常温的水或电解质饮料，一次饮用过多水易引起恶心、呕吐等症状。无法自主饮水者，须经医生评估后接受适量静脉补液。

4. 转运：重型中暑者应立即送至就近医院就诊。轻型中暑者经现场处置后若症状未缓解，也应尽快到就近医院就诊。

中暑，如何预防？

1. 加强科普教育：通过加强对家长及青少年关于中暑的科普教育，提高大众对中暑的防范意识，可有效避免中暑的发生。

2. 识别中暑的易感人群：合并基础疾病或正服用特殊药物的群体为中暑的易感人群，应加强监护，减少暴露时间，降低活动强度。

3. 环境因素的风险评估[1]：随着环境温度升高，人体通过传导、对流、辐射的过程获得热量，通过蒸发达到散热目的，而在高度潮湿的环境中，皮肤上的汗水和周围空气中的水之间的水蒸气压差较小，故蒸发效果较差，进而会导致核心温度升高。通过减少在高温、高湿及强阳光照射环境中的暴露时间，可以有效防止中暑的发生。

4. 高温环境下的活动注意事项：儿童可通过热习服训练[2]预防中暑。在高温环境下进行活动时，即使没有感觉口渴，也应保证体重 40 kg 的儿童每 20 分钟饮用 150 mL 的室温电解质饮料或水，但含酒精或者糖分过高的饮料会让水分进一步丢失，所以不宜饮用。同时应避免饮用过凉的冰冻饮料，以免出现胃部痉挛。高温高湿环境下的活动应保证良好的休息。调整活动时间与休息时间的比例分配，以匹配环境条件和活动强度。还可以使用薄荷、菊花、藿香、苍术、陈皮等中药，以缓解胸闷、恶心等不适感。

5. 衣着与装备：高温高湿环境下，衣物应轻便、单薄、透气。可选择浅色衣物，并及时更换汗湿衣物。建议婴幼儿选择轻薄包被，保持口鼻通畅。

写给孩子

天气热时，我们应尽量选择阴凉的地方玩耍，或者在早上和傍晚气温较低的时候外出。玩耍的时候要记得多喝水，不要等到口渴才喝。如果感到不舒服，一定要及时告诉家长或老师。

在中暑的防治中，强调"预防重于治疗"。需要家庭、学校、个人共同提高预防意识，牢记治疗中暑的"一搬、二降、三补、四转"原则进行处置。需要注意的是，口服布洛芬、对乙酰氨基酚等解热镇痛药物对中暑降温是不起效的。

妈妈赶紧将菲菲送到了医院，经过检查，菲菲被确诊为中暑。经过医生治疗，躺在急诊科观察病床上的菲菲喝过4次常温电解质水后就没再呕吐了，头晕情况也出现了明显好转，晒红的小脸蛋慢慢恢复正常。妈妈叫来了医生，医生评估后，判断菲菲可以回家了！医生语重心长地说："妈妈做得很棒，在菲菲出现中暑先兆症状时就及时处理并送来医院，避免了病情的加重！不过，中暑的预防远比治疗重要。下次这么热的天气，就别带孩子在最热的中午去露天游乐场啦！"

健康小口诀

儿童中暑要重视，预防关键要掌握。

一搬二降三补四转，急救原则记心间。

中暑重症极危险，危及生命莫等闲。

快速降温是核心，黄金半小时莫错过。

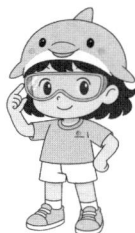

拓展知识

1. 湿球黑球温度（wet-bulb globe temperature，WBGT）指数或者热指数：在无法避免要进行高温户外活动时，可通过这两个指数评估恶劣环境下发生中暑的风险。这些指标在国外已用于指导运动员及军队人员在高风险环境下的训练，并在防治热相关疾病上取得了良好效果。WBGT 是温度、湿度和太阳辐射的综合指数，可以作为及时补充水分、主动降温和限制身体活动的指导标准。

2. 热习服训练：一种运动员常用的耐热训练，通过逐渐适应高温的方式，提高身体耐热能力，预防中暑。专家建议儿童在参加军训或野外夏令营等高温环境下的活动时，应预先开展相应的热习服训练，训练周期为 10~14 天。

科学急救，与死神赛跑

> 孩子的成长伴有很多意外，一些伤害发生时有充足的应对时间，可以等待医生的到来。但也有一些伤害发生时，需要快速及时的应对，为医生的进一步治疗争取机会……

海姆立克急救

"你们看！小宇的脸怎么紫了？"课间餐时间，四年级二班突然炸开了锅。十分钟前还在炫耀新买的巧克力豆的小宇，此刻正抓着喉咙在座位上扭动，课桌上散落着几颗彩色糖球。原来在模仿吃播"一口闷"时，小宇把整包巧克力豆倒进嘴里，结果被隔壁同学的笑话逗得呛住了！

▶ 气道正常结构

在我们的身体里藏着两条神奇的通道：空气通道和食物通道（见图2-1）：

空气通道： 鼻孔→咽喉→气管→支气管→肺泡，像一棵倒着长的树，这条通道负责把氧气运送到我们体内。

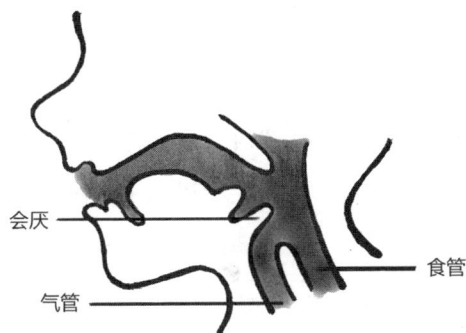

图 2-1 气管食管结构

食物通道： 嘴巴→食道→胃部→肠道，这条通道负责把食物运送到我们体内，为我们的身体提供营养。

咽喉处的会厌软骨就像交通管理员，让两条通道合理有序地运行。平时"管理员"会厌保持竖起，让空气进入气管，吞咽时"管理员"会自动盖住气管口，防止食物进入空气通道（见图 2-2）。

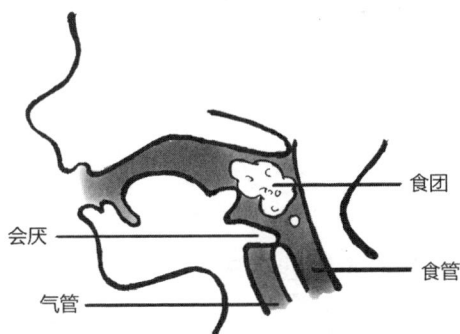

图 2-2 吞咽时食管气管结构示意图

▶ 气道异物的危害

当大笑、跑动时，会厌这个"管理员"可能会出错——不能及时做出吞咽动作盖住气管口，导致食物进入空气通道，一旦这条通道堵塞，氧气就不能顺利进入我们的身体了，会导致全身细胞缺氧停止工作！当气道被堵塞时常常会出现海姆立克征象[1]：出现"V"型手势（双手抓喉）、无法说话、面色发紫。常见的气道异物有以下几种：

食物类

● 坚果、豆类：花生、瓜子、核桃、黄豆等。这些食物颗粒小并且表面光滑，边吃边说话时很容易误吸入气道。

● 果冻类：果冻质地软且滑腻，吞咽时如果没有充分咀嚼，容易整个吸入气道，导致气道梗阻。

● 汤圆类：汤圆体积大，表面光滑，且质地黏，难以充分咀嚼，容易吸入气道引起窒息。

非食物类

玩具小零件、笔帽、纽扣、塑料珠等。儿童好奇心强，喜欢把这些东西放进嘴巴里，容易误吸进入气道。

▶ 异物进入气道时的应急处理方法

对于1岁以上的儿童，当异物堵塞气道时，在儿童神志清醒的情况下，我们可以采用"海姆立克法"来帮助恢复通气。

人的肺部就像气球，即使被堵住也会有少量空气存在，当我们快速挤压肚子时，膈肌上抬，就像气球受到外力挤压收缩一样，气球内压力上升，把堵在气球口的异物冲开，从而让我们的空气通道恢复通畅。

对于疑似发生气道阻塞的清醒者，要立即实施海姆立克急救法。操作步骤如下（见图 2－3）：

1. 施救者绕到背后，双脚分开成"弓箭步"，保持身体稳定。如果施救者个子较矮，可以让被救者半跪。

2. 左手握拳顶住肚脐上两指，右手抓住握拳的左手。可使用剪刀石头布定位法：剪刀-两指定位，石头-握拳，布-包住拳头。

3. 快速向上向内冲击，像要把人"提起来"一样，约每秒 1 次。

4. 重复冲击动作，直到异物排出或恢复正常呼吸。

对于 1 岁以下的婴儿，急救方法有所不同：

1. 将婴儿面朝下放在手臂上，手臂紧贴婴儿前胸，大拇指和其他四根手指卡住婴儿的下巴，固定头部。

2. 另一只手掌根部在婴儿背部两个肩胛骨中间拍 5 次，力度适中，避免过重或过轻。

3. 如果异物未排出，要将婴儿翻过来，正面朝上，头低于脚，在两乳头连线中点处，用食指和中指快速按压 5 次。

4. 重复操作上述步骤，直到异物排出或恢复呼吸。

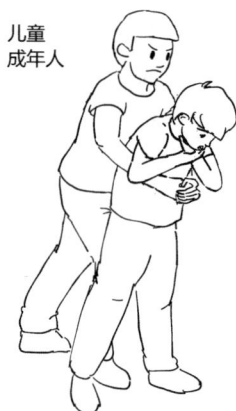

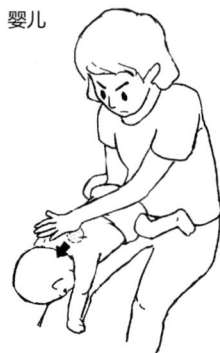

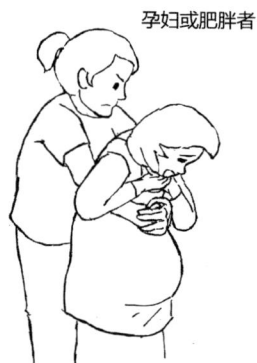

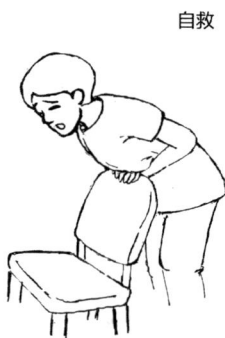

图2-3　根据不同状况选择合适的海姆立克方式

　　如果异物进入气道而周围没有人可以求助，或者周围没有
会使用海姆立克法的人，也不要慌张，我们可以开启自救模
式：迅速找到可以支撑的物体，如桌子边缘或椅背，一手握拳
放在肚脐上方两指，另一只手抓住椅子或扶着桌子，让自己的

身体朝着支撑点冲击，形成向上向内的冲击力，可以达到一定效果。

特别注意：

1. 在急救时保持冷静，不要慌张，避免用力过大造成二次伤害。

2. 不要盲目用手去掏异物，防止异物被推得更深，也不要用喝水、吞饭等方式。

3. 在急救过程中，须密切关注受伤者的脸色、呼吸和是否清醒。如救治过程中受伤者没有反应，出现意识不清的症状，应当立刻进行人工呼吸和胸外按压。

4. 在进行急救的同时，应及时大声呼救，寻求同学、老师、家长或其他人的帮助，并尽快拨打120。

5. 每次挤压后应检查口腔是否有异物排出，在异物排出或呼吸恢复后，建议及时就医。

▶ 异物进入气道，如何预防？

1. 避免年幼儿童进食危险零食，如整颗坚果、果冻、糖果、爆米花等。可以把食物磨碎后再喂给年幼儿童。

2. 养成良好的进食习惯：细嚼慢咽，吃饭时或吃零食时应避免嬉笑打闹、频繁讲话。

3. 注意玩具安全：弹珠、图钉、乳胶气球、硬币和其他小玩具，应存放在儿童接触不到的地方，尤其是针对 4 岁以下儿童要做好防护措施。

4. 加强监督教育：进食有窒息风险的食物，或是接触此类玩具时，应有家长陪同，另外也可以通过游戏或故事等形式让孩子了解窒息的危险性。

写给孩子

在我们的生活中，危险可能就潜藏在身边，预防最重要！当同学或者自己被异物卡住不能呼吸时，千万不要慌张，一定要保持冷静。了解海姆立克法可以帮助拯救他人或自己的生命。当然，大声地向周围的大人呼救，及时寻求别人的帮助也是急救的一种方法。我们每个人都是生命的守护者，说不定下个拯救世界的超级英雄，就是正在阅读的你！

写给家长

在孩子的成长过程中，总会遇见各种各样的危险。我们无法保证孩子远离所有的危险，但可以尽量做到防患于未然。年幼的孩子是异物窒息的高发人群，应尽量避免他们食用容易窒息的食物。在孩子玩耍含有小零件的玩具时，一定要有人陪在身边，玩过之后及时收纳，并对孩子进行安全教育。另外，作为家长应当树立榜样，为孩子创造一个安全的生活环境，让我们的孩子健康成长！

平时总被叫"胆小鬼"的豆豆第一时间叫来了老师。老师确认小宇还能咳嗽后，就鼓励他继续用力咳嗽，当发现他声音变弱时，她立刻实施海姆立克法。三次冲击后，一颗沾着口水的巧克力豆"嗖"地飞到了讲台上，小宇的脸色逐渐恢复正常。在老师的帮助下，小宇被带去医院做进一步的检查。

拓展知识

1. 海姆立克征象的快速识别：三不能+V型手。

三不能：异物进入气道阻塞气管后，空气通道受阻，患者不能讲话、不能呼吸、不能咳嗽。

V型手：当患者出现以上表现时，会感到极度痛苦，出于本能求救，双手不由自主呈现V型，紧紧抓住自己的喉咙（见图2-4）。

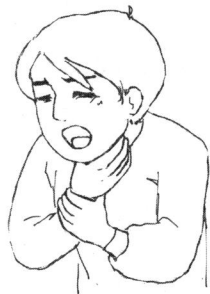

图2-4 海姆立克征象

儿童心肺复苏术

再次回到开始的事件，这次在平行时空里的另一个小宇没有这么幸运，只见抓着喉咙的他脸色越来越紫，突然倒在地上，同学怎么呼叫都没有反应……

▶ 正常的心肺功能

我们的身体就像一座 24 小时运转的魔法城堡，城堡中央有个拳头大的"永动泵"（心脏），它每天跳动 10 万次来维持血液循环。它有四个腔室供血液通过，分别是右心房、右心室、左心房和左心室。

含氧较低的静脉血流过全身后回到右心房，在心脏的跳动和挤压中进入右心室。心脏在跳动和挤压中又把血液从右心室泵出，通过肺动脉进入城堡顶层的两个粉色"风箱"——肺。氧气进入呼吸道后在这里进入血液，让我们的血液变成了含氧量较高的动脉血。动脉血通过肺静脉后被心脏泵入左心房，然后进入左心室，再被心脏泵入主动脉，再通过全身血管把氧气"快递"给身体每个细胞，让身体的各个器官、细胞把新鲜空气变成能量燃料，为人体活动提供能量支持。血液在被摄取了氧气后，又重新变成了静脉血，回到心脏，进入下一个能量循环。

▶ 心脏骤停的危害

在儿童心脏骤停的病例中，一部分是因为心脏本身存在问题，除此之外还有一些外源性因素。常见的外源性因素包括：

1. 溺水和窒息：溺水后缺氧是儿童心脏骤停的主要原因。溺水后气道进水，负责"风箱"作用的肺罢工，引起"永动泵"停止运作。

2. 中毒和呼吸道梗阻：误食抑制呼吸的药物后，异物进入气道阻塞空气通道，导致呼吸衰竭，继而引发心脏停搏。

3. 触电：心脏本身存在"电路"系统，来保证心脏持续的跳动。当接触漏电的电线时，电流通过心脏，导致"电路故障"，引起室颤，此时心脏属于无效跳动。

当各种各样的原因导致心肺停摆时，全身的能量和氧气得不到供应，如果不能得到及时的救治，就会造成不可挽回的后果——丧失生命或留下永久后遗症。心脏停跳时，全身的代谢都会被迫停止，其中最敏感的是我们的大脑。脑细胞 4~6 分钟后就会开始死亡，而大脑是身体的"指挥中心"，脑细胞的死亡便代表着"指挥中心"断电。

心脏骤停的应急处理

在心脏骤停的应急处理方法中有两个重要的组成元素：心肺复苏和自动体外除颤仪。

心肺复苏：我们使用外力帮助心脏泵血，通过人工呼吸帮助肺接收新鲜空气，可以让停运的城堡再次运转起来，为大脑、心、肺等各个器官输送能量和氧气，从而挽救生命。

自动体外除颤仪（AED）：一个像红色盒子的救命神器，可以播报语音指导使用者操作（见图 2-5），在校园或者地铁站等公共场合基本都可以找到。当心脏发生室颤或无脉室速时，会胡乱跳动，失去节奏，不能发挥"永动泵"的作用把血液从心室内泵出。这时心脏会发出异常电信号。正确连接后的 AED 能接收到这些信号，分析后判断是否需要电击。当 AED 发出"可以电击"的提示音后，可通过放电让心脏恢复自行收缩-舒张的节奏。

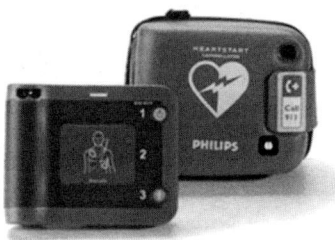

图 2-5 自动体外除颤仪（AED）

心跳停止后的 4 分钟是心肺复苏的黄金时间。若能在发现心跳呼吸停止后的 4 分钟内使用心肺复苏和 AED，就可以挽救 60% 的生命。具体操作步骤如下：

1. 侦查。

首先要确定现场环境是安全的，不能在危险的地方进行急救。然后要轻拍肩膀问："你好，需要帮助吗?"以观察对方反应，同时观察胸口是否有起伏，判断呼吸情况。

2. 呼叫援军。

大喊："快来人帮忙打 120!"并指定某个人："穿蓝色衣服的叔叔，请找 AED!"

3. 启动心肺复苏[2,3]（C - A - B）。

应在硬板床或者硬质地面上进行心肺复苏，也可以在身体下方垫一个硬木板。

C（Compression）-按压（见图 2 - 6）：

-位置：两乳头连线中点。

-手法：双手交叠，用手掌根部按压，垂直向下用力。

-深度：约 5 厘米（约手机宽度）。

-频率：100~120 次/分钟（可默数 01、02、03…… 30）。

A（Airway）-开放气道：右手抬起下巴尖，让头稍微仰起，如果能看到嘴巴里有异物，要及时取出。

B（Breathing）-人工呼吸：左手捏紧鼻子，包住嘴巴吹气 1 秒（可以看到胸口隆起就算成功）。

4. 使用 AED。

如果在按压过程中有人取来 AED，则请另一位成年帮助者按照 AED 提示使用，注意在 AED 放电时停止按压并离开患者。

5. 循环。

每按压 5 轮，重新判断呼吸、意识状态、面色，直到呼吸正常，意识清醒，面色恢复。[4]

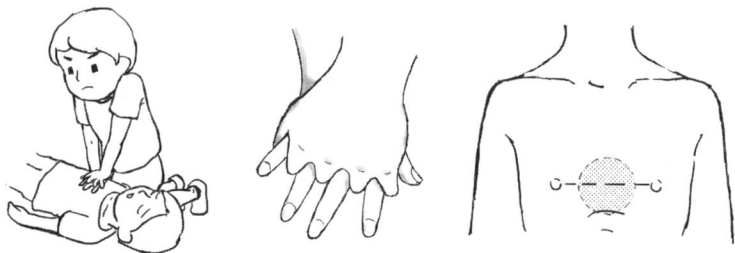

图2-6　按压位置及手法

注意事项

1. 按压时手臂要伸直，使用整个身体的力量按压。

2. 按压后让胸廓完全回弹到正常位置后再进行下一次按压。

3. 体力不足时不要硬撑，否则会影响按压治疗，可换人继续进行。

▶ 心跳呼吸骤停，如何预防？

1. 游泳前做热身操，不逞能游向深水区。

2. 避免进食时大声说笑、跑跳，以免异物堵塞气管。

3. 给插座安上安全塞，定期检查线路。

4. 如果平时有心慌、胸闷、胸痛或感觉运动耐力比之前下降，要及时告诉家长并及时就医检查。

写给孩子

心跳呼吸骤停是我们在生活中极少遇到的事件，但它一旦发生，如果没有及时救治，那么发生的损害是无法挽回的。当有人昏迷晕倒，无法唤醒时，我们可能因为力气不够或者经验不足无法施救，那么最要紧的事情就是寻求大人的帮助，也许这一个小小的行为，就可以挽救一个人的生命。我们也应学习并牢记心肺复苏术的要点，在紧急时，虽然一个人的力量可能有限，但我们的知识加上他人的力量一定能发挥更大的作用。生命是极其宝贵的，我们要学会爱惜自己的生命，不去做危险的事情，不接触危险物品，如果身体有不适要告诉老师、家长，及时就医。我们都是自己健康的第一责任人，要为自己的生命负责！

写给家长

也许大家会觉得，心跳呼吸骤停离自己很远，但充满探索欲望的儿童、患有心脏病的老人，无一不是危险发生的高危人群，如果我们提前掌握心肺复苏这一技能，在危险发生时，就不至于过度慌乱。基本的心肺复苏可以降低后续的救治难度，如果可以保证进一步的复苏治疗环节，那么存活率将大大提高。心肺复苏应当是成年人必备的技能，如果每个人都可以成为心肺复苏的实施者，那么我们将会给更多的家庭带来希望。

平行宇宙里的另一个豆豆见到小宇的样子，立刻跑去呼叫老师，老师赶来后很快发现小宇心跳呼吸停止，马上拨打120。在经过三分钟的按压后，小宇终于恢复了自己的呼吸，脸色也逐渐恢复了红润。此时救护车也赶到了，小宇被送进医院，经过一段时间的检查和治疗，小宇重新恢复健康并返校学习。

拓展知识

2. 婴幼儿心肺复苏的手法与成人不同：采用两根手指（食指和中指）或双拇指环绕法按压胸骨下半段。

3. 救助成人时，单人和双人施救按压和人工呼吸的比例均为30：2。救助儿童时，如果只有自己一个人施救，那么每按压30次，应人工呼吸2次，如果有一个同伴一起急救，那么每按压15次，应人工呼吸2次。

4. 目前医院内心肺复苏已经有专门的机械式心肺复苏机，

俗称打桩机，可以有效避免因施救者劳累导致按压质量下降的情况，保证按压频率、深度，按压后充分回弹，减少按压中断。

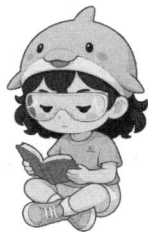

受伤了，我能做些什么？

　　每年有数以万计的儿童因意外伤害造成严重创伤，甚至失去生命，其中大多数本可以避免。伤害是儿童成长道路上最无情的隐形杀手，无论是在运动过程中、生活环境中或是饮食中都有可能产生。它并不偶然，而是潜藏在我们日常生活中的隐患。但幸运的是，我们手中掌握着预防的力量。

运动伤害

　　热情似火的绿茵场上，正在进行一场校内足球赛，"哎呦"，小文同学随着一个漂亮带球急转身，痛苦地倒在地上。他紧紧抱着膝盖，眼看着比赛还有十分钟，他仍想站起来坚持奋战到最后，教练立刻制止了他的行为，校医立即到场并冰敷疼痛部位……

▶ 哪些器官是运动的参与者？

　　运动时，全身多个器官、系统密切配合，共同参与身体的协调运作。完成一个动作，往往需要涉及多个器官。那么具体而言，身体的哪些部分参与了运动过程呢？

骨骼：构成身体支架，提供支撑和保护。

肌肉（骨骼肌）：通过收缩产生力量，驱动身体动作。

心脏：加速泵血，为运动中的肌肉提供更多氧气和能量。

肺：增加呼吸频率，促进气体交换，维持供氧。

脑：发出运动指令，协调平衡与精细化动作。

神经：传递大脑信号，控制肌肉收缩与反应速度。

血管：调节血液循环，输送氧分并排出乳酸等代谢废物。

此外，韧带、肌腱连接骨骼与肌肉，关节确保灵活运动，而肝脏和肾脏则参与能量代谢与废物清理。

长期运动能增强这些器官的功能，比如：使心肺耐力提升、骨骼密度增加。

▶ 常见的运动伤害类型

运动伤害分急性和慢性，急性损伤通常是突然的外力或错误的动作所致，症状明显；慢性损伤多为长期重复动作或训练不当导致（见表 2-1）。

表 2-1　常见急性损伤与慢性损伤

急　性　损　伤	慢　性　损　伤
扭伤（韧带过度拉伸或撕裂，如踝关节扭伤）	肌腱炎（肌腱发炎，如网球肘、跟腱炎）

续 表

急 性 损 伤	慢 性 损 伤
拉伤（肌肉或肌腱损伤，多为短跑、足球运动所致）	应力性骨折（骨裂，长跑者多见）
骨折（骨骼断裂，多为足球、篮球运动所致）	滑囊炎（关节滑囊发炎，多为长跑、深蹲所致）
脱臼（关节错位，如肩关节脱臼）	软骨磨损（膝关节长期受力不均，如半月板损伤）
挫伤（软组织撞击，如淤青）	嵌甲（甲沟炎，可由舞蹈所致）

▶ 急性损伤后如何处理？

不同类型的损伤处理方式不同，受伤后应该将伤者置于通风宽敞的场所，第一时间检查受伤位置，若为脊柱、关节、骨性结构处，应避免挪动。我们可以遵循 RICE 原则，也叫"大米原则"（见表 2-2）。

表 2-2　RICE 原则

步　骤	操　作	功　能
R（Rest）休息	立即停止运动，避免加重损伤	减少组织进一步损伤
I（Ice）冰敷	冰敷 15~20 分钟，每 2 小时一次	消肿、止痛

续　表

步　骤	操　作	功　能
C（Compression）包扎	弹性绷带加压包扎	减少肿胀
E（Elevation）抬高	抬高受伤部位（高于心脏）	促进血液回流

如果有开放性伤口，出血不止，可以用清洁的布料压迫止血，立即就医，不宜挪动的可以及时呼叫救护车。

如何安全地开展体育运动？

体育运动的初衷是强身健体，安全开展运动需要科学规划运动方案，做好防护措施，并养成良好的运动习惯。

1. 运动前准备：确保充足的睡眠，并在身体状况良好的前提下开展。如果近期状态不佳，还是以休息为主。运动开始前需要做好热身运动，选择合适的鞋子和运动装备[1]。选择安全的运动场地，避免在马路或人行通道上玩耍。

2. 运动过程：合理规划运动方式，确保运动姿势正确，避免幅度过大，严格把控运动时间，保证适当休息间歇，户外运动要注意天气变化。注意运动量要循序渐进，避免突然开展高强度运动。可以配合运动监测，随时调整自身状态。

3. 运动后恢复：补充水分、营养[2]（电解质、碳水、蛋白质），注意清洁和休息，保证良好的睡眠。

**写给
孩子**

与竞技比赛不一样，日常运动是保持健康的重要方式，不正确的运动方式或过度的训练反而容易导致运动伤害。运动前做好热身，并穿戴好必需的运动护具。选择科学的运动方法。规范的动作，适度的运动量可以使我们强身健体，希望运动带给我们的是更好的明天。

**写给
家长**

潜在的运动伤害几乎无处不在，我们要帮助孩子根据自身条件制定合理的运动计划，循序渐进，并提供安全到位的护具，监督孩子运动前佩戴好护具。运动伤害发生后要第一时间确认孩子的受伤情况，及时停止运动，必要时应立即就诊。应保证康复期间的营养和休息，制定合理的康复计划，避免在未痊愈时加重身体负担，这可能造成远期不可逆的机体伤害。

老师马上把小文送到医院。经检查后发现原来是半月板撕裂。万幸只是轻度撕裂，只要避免剧烈运动或深蹲、给予药物、理疗后，可逐步恢复。三个月后，小文又可以在绿茵场上奔跑了。

拓展知识

1. 运动装备一般是指各种护具，保护重点在于头部、关节等。大家可以观察一下日常中的骑行、滑板等护具，想一想，小男孩玩滑板车需要什么保护措施？

2. 运动后的饮食对恢复体力、修复肌肉和补充能量至关重要。蛋白质有助于修复肌肉，碳水化合物能帮助恢复能量，最重要的是补充水分和电解质，蔬菜水果有很好的抗氧化物减少炎症的效果，也是非常不错的选择。

油腻和辛辣的食物容易延缓消化，尤其是其中包含的饱和脂肪酸和反式脂肪酸，会加重身体负担，影响营养吸收。运动后血液集中在肌肉，胃肠道供血减少，消化功能较弱，高脂肪食物容易导致腹胀、反酸或消化不良。但也可以适当摄入健康脂肪，例如牛油果、坚果、橄榄油。

运动后也不建议立即吃冰淇淋。冰淇淋含大量添加糖，可能引发血糖快速升高后骤降，导致疲劳感加重，且低温刺激胃肠道，也可能引发不适。

割伤撞伤擦伤

小辛正在做美术作业，今天的任务是制作灯笼。突然，小辛的卡纸有点打滑，一不留神，美工刀就把手割破了，在手指上留下了长长的一条口子，鲜血直往外冒。见状，同桌赶紧拿出纸巾帮他包住了伤口，陪着他来到卫生室。卫生室的陈老师正在给小强检查，他刚才课间在教室里奔跑，肚子不慎顶到了桌角。老师看了小辛的伤口，又看见小强弓着背捂着肚子，连忙在通知家长后和校医一起带着他俩来到医院。

外伤常累及的器官

生活中有一些意外创伤的发生不可避免，最常见的就是割伤、撞伤和擦伤。

从表面皮肤到内在的脏器，可以把人体结构分成多层。

1. 皮肤：包括表皮层、真皮层，表皮层主要起屏障保护作用，真皮层主要负责皮肤弹性和感觉。

2. 皮下组织：由脂肪细胞和疏松结缔组织构成，内含血管、神经末梢，具有保温、缓冲和能量储存功能。

3. 筋膜：皮下筋膜层分浅筋膜和深筋膜，浅筋膜位于真皮层下方，与脂肪组织交织，由疏松结缔组织、脂肪细胞、血管、神经共同组成，有储存能量、调节体温、缓冲外力等功能；深筋膜是包裹肌肉、骨骼、血管和神经的致密结缔组织，由高度有序的胶原纤维和少量弹性纤维组成，作为组织间的分隔，协调肌肉间的力量传递，并起到保护深层组织、减少摩擦等作用。

4. 肌肉层：参与运动、代谢调节、维持体温、保护内脏、维持姿势等功能。

5. 骨骼：支撑身体，多维度参与生命活动。不仅如此，骨骼还有许多生理功能，包括造血、储存矿物质、缓冲身体中的酸碱，还有内分泌功能。

6. 内脏：内脏是机体核心器官，参与全身不同部位和系统诸多关键机能，如消化、呼吸、内分泌等。内脏比较脆弱，严重外伤时容易影响到它们，一定要非常小心地保护哦。

割伤、撞伤、擦伤的区别及危害

割伤：利器切割，比如剪刀、菜刀、美工刀、玻璃，甚至锋利的纸和植物造成的开放伤口，伤口可能是表皮破溃，也可能影响到肌肉、神经、血管甚至内脏组织。

撞伤：钝性撞击后导致软组织或脏器受损，比如跌倒、碰撞、打架致伤，轻微的可以导致局部肿胀，严重的甚至会导致内脏破裂。

擦伤：皮肤表层因摩擦导致的损伤，常见于跌倒、碰撞或运动时。伤口通常表浅，正确及时的处理可预防感染、促进愈合，避免留下瘢痕。当表层皮肤缺失后，暴露在外的真皮层容易渗出较多淡黄色组织液，这是修复过程中的正常现象，往往会被误以为是感染化脓。这时千万不能单纯地将纱布覆盖在创面上，这样容易造成创面与纱布粘连，应在创面与表面敷料间置入一层凡士林纱布，并且及时更换纱布。

▶▶ 受伤后如何处理?

割伤、撞伤、擦伤后，可参考表 2-3 做紧急处理。

表 2-3 割伤撞伤擦伤后的处置

	正 确 的 做 法	错 误 的 做 法
割伤	用流动水或生理盐水冲洗伤口，冲走污染物； 出血较多，用干净纱布或毛巾按压伤口，包扎后及时前往医院； 伤口比较小、表浅，可以自行涂抹碘伏消毒后，用创可贴包扎。	在伤口创面撒面粉、盐，涂抹牙膏、清凉油等[3]；用力挤压伤口。
撞伤	确定受伤位置，和受伤者的活动情况，如果是肢体局部，伤口部位可正常活动的，可以采用上一篇提到的"RICE 原则"，如果无法活动，挪动	48 小时内局部热敷、揉搓；缠绕过紧；受伤后剧烈活动；外伤后不恰当挪动躯干。

续　表

	正 确 的 做 法	错 误 的 做 法
撞伤	就疼痛一定要及时到医院；特殊部位比如头部、腹部、眼睛、阴囊等位置撞击后也应及时到医院检查，尤其是出现头晕、恶心、腹痛的情况。	
擦伤	用流动水或生理盐水清洁伤口，轻柔冲洗，冲走污染物，避免用酒精直接刺激伤口； 轻微渗血可用干净纱布或棉球轻压1~2分钟； 用碘伏涂抹伤口，杀菌且刺激性小； 选择合适的敷料覆盖创面，透气、防粘连。	用纸巾按压伤口，容易残留纤维；暴露伤口晾干，可能污染，延迟愈合；提前剥离痂皮，会造成二次损伤；痂皮形成后过度活动，会造成痂皮皲裂。

　　需要注意的是，当出现表 2-4 中的伤口时，需要注射破伤风针[4]：

表 2-4　需要注射破伤风的伤口类型

伤 口 类 型	举 　 例
深而窄的伤口[5]	钉子扎伤、刀刺伤
污染严重的伤口	接触泥土、粪便、铁锈、腐木等
烧伤、冻伤、动物咬伤的伤口	尤其是野外动物

	续　表
伤　口　类　型	举　　例
有坏死的伤口	挤压伤、发黑的伤口
没有彻底消毒清创的伤口	有异物残留
延迟处理超过 6 小时的伤口	

▶ 生活中如何保护自己免于外伤？

1. 行为教育：朋友间要和睦友爱，不要打打闹闹，尤其注意眼睛、阴囊这种脆弱的部位。不要开一些危险的玩笑，比如突然抽走别人的椅子，在别人吃饭时拍打他人，或者拿尖锐的物体恐吓他人。

2. 环境管理：运动玩耍时要避开人多的场合，不要在走廊、楼梯、马路上奔跑嬉戏，过马路要注意信号灯。

3. 做好运动防护：参考前一节"运动伤害"部分相关内容。

写给
孩子

　　割伤、撞伤的危害无处不在，使用工具或活动时，我们应先注意自己的安全，不要着急，稳重行事，避免意外伤害。一些你以为的"开玩笑""试胆"的行为有可能造成严重后果，"勇敢""义气"不是鲁莽的行为，而是代表着要谨慎思考、顾全大局、保护他人、保护自己并且勇于承担后果。

写给
家长

　　家中刀具要注意放在幼儿接触不到的位置。大孩子需要使用刀具时，一定要教会他们正确的使用方式。如果刀具有生锈磨损要及时更换。幼儿家庭中可以贴防撞条，对尖锐的桌角、墙角做好保护，告诫小朋友不要从高处往下跳，浴室铺防滑垫，避免湿滑跌倒。定期检查悬挂的物品、家具有无松动。及时纠正孩子不适当的行为，对于良好行为要夸奖。

　　医生仔细检查了小辛的伤口，很深，有活动性出血，需要缝针和打破伤风疫苗，并让王老师带着小强先去做腹部 B 超检查。小辛完成清创缝合和注射后，王老师也带着小强回来了，幸好 B 超没有发现什么异常。医生告诫小强："平时走路可不能莽撞，人体的腹部有很多内脏，像肝脏、脾脏、肾脏、胰腺，它们都比较脆弱，剧烈的撞击很容易导致脏器损伤，甚至大出血需要手术。"小强听了后背凉飕飕的，长吁一口气。经过这次"历险"，两个人都暗暗发誓，下次遇到类似情况可要小心再小心啊！

拓展知识

3. 试想这样一个场景：小明去野外郊游，小腿被树枝割破出血了，农村的老奶奶见了，拿来自家香灰往伤口上撒，这样做对吗？非治疗性粉末类物品会掩盖伤口实际情况，并且清理不便，会造成继发感染可能，所以这种做法是错误的。

4. 破伤风是由破伤风梭菌引起的一种致命感染，它的毒素会攻击神经系统，导致全身肌肉强直、痉挛，严重时会导致窒息死亡，危险性较大，所以在没有保护的前提下一定要接种疫苗。接种分为计划免疫（即儿童常规接种）和暴露后预防（受伤后接种）。

按照中国儿童计划免疫：3 月龄、4 月龄、5 月龄和 18 月龄的时候各接种 1 剂疫苗，6 周岁时会打 1 剂加强针，完成全程接种后保护期可持续 5—10 年。如果已完成基础免疫（3 针以上）且 5 年内接种过加强针，清洁小伤口后通常无需再接种，但是高风险的伤口仍需再次接种防护。

需要注意的是，有些人因为一些特殊的原因没有在计划免疫的时间注射疫苗，需要后期补种，可以到医院疫苗门诊咨询具体事宜。受伤后的最佳接种时间为 24 小时内，但超过时间了仍然建议补种。

5. 日常生活常见被纸张划开一个口子，及时消毒后，是否需要打破伤风针呢？纸张造成的伤口虽然较窄，但完成全程计划免疫的清洁小伤口可以不用注射破伤风。

消化道异物

> 又到了季节交替、肠道感染高发的日子，3 岁的佳佳食欲不振、呕吐、拉肚子，爸爸妈妈以为是普通肠胃炎，没有太在意，可 3 天过去了，佳佳呕吐地越来越厉害，肚子也越来越鼓，喝水都要吐。家人一下子慌了神，赶紧带她来了医院。医生询问最近有没有吃过什么，爸爸说："我们都是吃一样的饭，给她的还特别注意，就是有爱嗦手指的习惯。前几天她姐姐外面拿回来一袋小珠子，好像是什么水宝宝，她一边玩还一边嗦手……""水宝宝？我们赶快拍个片子吧！"

消化道的结构

消化道是一个连续的管道，从口腔延伸至肛门，主要负责摄取、消化、吸收食物并排出残渣。消化道包括：口腔、咽、食管、胃、小肠（十二指肠、空肠、回肠）、大肠（盲肠、阑尾、结肠、直肠、肛管）、肛门（见图 2−7）。

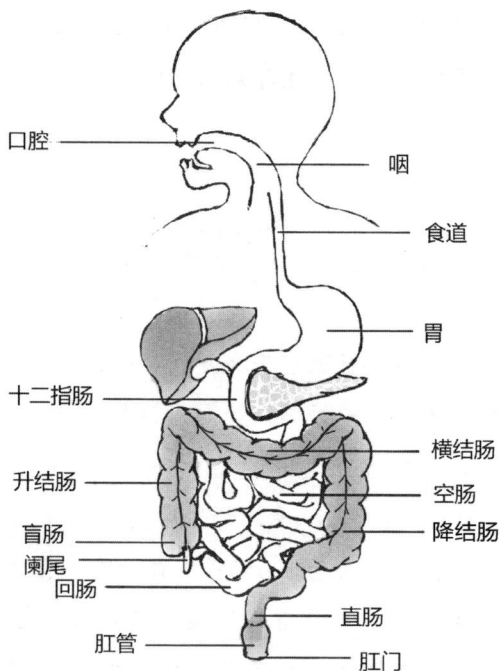

口腔

咽

食道

胃

十二指肠

横结肠

升结肠

空肠

盲肠

降结肠

阑尾

回肠

直肠

肛管

肛门

图 2-7　人体消化道结构图

　　消化道主要负责食物的消化、吸收和排泄。通过消化道蠕动，肌肉的节律性收缩推动食物从入口至出口前进；消化道分泌的消化酶、黏液、酸碱物质（如胃酸）可以将食物分解为可吸收的小分子；到了小肠和大肠大家各自分工，小肠通过绒毛和微绒毛增加表面积，吸收糖类、氨基酸、维生素、部分矿物质、胆盐等，而大肠主要吸收水分、电解质（如钠、钾）和短链脂肪酸（由细菌发酵产生）。另外消化道还有免疫调节功能，肠道相关淋巴组织帮助防御病原体，神经促进或抑制消化，激素调节促进胃酸、胆汁、胰酶释放。

消化道壁一般分为四层，由内而外分别为黏膜层、黏膜下层组织、肌筋膜（肌层）和外膜四层，四层结构各司其职，对维持消化道功能、腹腔环境稳定及维持生命意义重大。

黏膜层：具有保护、吸收和分泌的功能。

黏膜下层：含有丰富的血管、淋巴管和神经，可为消化道提供营养和氧气。

肌筋膜：多由平滑肌构成，一般可分为内环、外纵两层，环肌、纵肌交替收缩，可推动食物逐渐下移，帮助食物在消化道中推进。

外膜：分泌粘液，减少器官之间的摩擦。

消化道从上到下管径粗细并不相同，一般来说胃体口径>大肠>小肠>食道，由于消化道的管壁具有一定弹性，且由于肌肉的收缩作用，较大的物体也能通过，但是消化道有一些生理性狭窄[6]，体积较大、较硬的物质可能会造成嵌顿。

常见的危险异物及危害

大块食物：容易堵塞气道或食道，造成窒息或肠梗阻。

鱼刺、骨头、竹签等尖锐物：容易损伤消化道壁，严重时会引起穿孔甚至划伤邻近脏器（心脏等）。

纽扣电池、化学液体（如清洁剂）：具有化学腐蚀性，电解液泄漏会导致消化道壁化学烧伤、穿孔。

多枚磁铁：多枚磁铁分布在肠道的不同位置，会互相吸附，长时间会磨损肠壁，导致肠梗阻、穿孔或内瘘。

水宝宝：水宝宝（见图2-8）是一种吸水膨胀的玩具，干燥时大小似糖粒，吸水后可膨胀至原体积的50~100倍，常被用作植物保水剂或装饰玩具。它在消化道吸水膨胀可能导致肠梗阻，若误吸可能导致窒息。劣质产品中可能含重金属（铅、镉）或塑化剂，皮肤长期接触可能引发过敏。

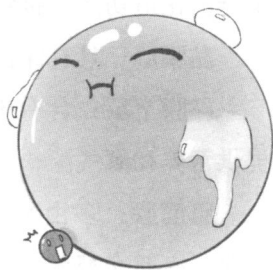

图2-8 水宝宝吸水前后体积差异巨大

异物吞入，如何预防?

1. 行为管理：要时刻提醒自己细嚼慢咽，尤其是进食含有鱼刺、碎骨头等食物时。避免大口吞食较坚硬的食物，不在进食时打闹大笑，不要将非食物类物品塞入嘴中。

2. 环境管理：对于年龄较小无法自我保护的孩子，家长应尽量去除食物中的鱼刺、尖利碎骨、竹签等，将可能吞咽的危险物品置于孩子无法拿到的地方，尤其是纽扣电池、吸铁石、硬币、水宝宝等。将具有化学腐蚀性的物体置于专用容器内，明确标签。

3. 避免不合适的应急处理：在咽喉部发现异物时，不要擅自使用筷子进行钩探，有可能使异物进一步滑向食道，甚至气管。

4. 要重点关注孤独症儿童，不能使他们独自接触有吞咽风险的"玩具"。

写给
孩子

　　食物应该细嚼慢咽，避免一口吃下很大一块，尤其是进食面包馒头这类比较干的食物，及带有骨头、鱼刺的食物时，要小心谨慎。不要习惯性地把一些玩具放在嘴里玩耍，很容易造成不慎吞咽。避免将竹签、筷子等尖锐的物体对准自己的喉咙。喝饮料前明确包装，不明液体千万不能尝试。

写给
家长

　　当意外发生时，建议第一时间带孩子到医院检查，准确描述异物性质，同时，建议携带外包装或照片一同前往医院。医生会评估异物的危险性，第一时间明确异物所在位置。如有危险，且在十二指肠以上部位，可以通过内镜取出。尖锐或带有腐蚀性以及多颗磁性物体，一定要尽早处理，一旦下降到胃镜无法企及的位置就可能需要手术治疗。硬币、钝性物体虽危险度较低，可能可以自然排出，但需要密切注意大便。保险起见，还是建议及时至医院就诊,让专业的医生来评估是否需要进一步通过内镜或手术取出。平时在家如果看到孩子习惯性地将异物放在嘴里,一定要及时制止这种行为。

腹部 X 光片显示,佳佳是严重的肠梗阻,B 超报告提示肠腔内有个 4 厘米大小的囊性占位。保守治疗了一天,佳佳仍然没有好转,医生决定给佳佳做手术。没想到在佳佳的小肠里取出一个巨大的"水宝宝"。一周后佳佳康复出院。她也认识到了乱吃东西的危险,还改掉了吃手指的习惯。

拓展知识

6. 消化道这些位置容易发生异物停留:① 食管的三个生理狭窄(食管起始处、左侧主支气管交叉处、穿过膈肌的位置即胸腹交界处);② 胃幽门(即胃出口部,这里有幽门环肌);③ 回盲部(小肠和大肠的交界处,这里有回盲瓣,不容易通过)。

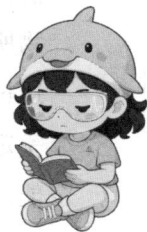

虫虫大作战

惊蛰过后，大地回春，万物复苏，各类昆虫也进入了活跃期，虫咬就多了起来，蚊虫叮咬后的反应可以大致分为三大类：过敏反应、毒性反应、继发于虫咬后的感染。让我们来一起看一看，形形色色的虫咬。

蚊 子

白天还是好好的，怎么一觉睡醒，小雯的手肿成了一个小馒头？而且痒痒痒，"妈妈快来帮我看看我的手，这是怎么了？"妈妈赶紧赶过来，哟！肿这么厉害，可真吓人，胳膊上、额头上还有几个蚊子包，昨晚睡觉听见有蚊子飞来飞去的声音，这手不会也是蚊子咬的吧？不敢确定，还是去看看医生。

蚊子包是怎么来的？

我们最熟悉的虫咬就是蚊子包啦，那么，蚊子有多少种呢？3 700 种！

是不是很惊讶？不过，并不是所有蚊子都会吸血——有些蚊子甚至对人类完全无害，它们主要以植物汁液、花蜜或腐殖质为食。另外，只有某些品种的雌蚊子才吸血，因为它们需要血液中的蛋白质来促进卵的发育，而雄性蚊子是不吸血的，完全依赖糖分（如花蜜）生存。

叮咬人的蚊子主要是以下三大类：伊蚊、库蚊、按蚊（见图 2-9）。

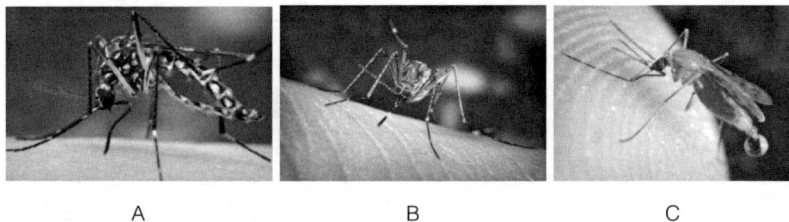

图 2-9　A 伊蚊 B 库蚊 C 按蚊（图片来源：www.cdc.gov）

伊蚊：就是我们俗称的花蚊子，身体有黑白条纹，主要在白天叮咬。

库蚊：停歇时身体平行于表面，通常呈棕褐色，是常见家蚊。

按蚊：停歇时身体与表面呈 45°，翅膀通常有斑点。

蚊子更偏爱某些特殊体味的人，这种体味不是指"汗臭"，而是我们人类无法感知的一些化学物质的气味，像 CO_2、雌激素、乳酸等，所以家里某个特定的人可能会比别人更招蚊子。

当你招来蚊子的时候，它会选择一块距离血管近的地方着陆，用特殊的口器（喙）刺入皮肤吸取血液，在吸血过程中，蚊子会将特殊的"唾液"注入你的皮肤，用于麻痹你、防止你发现它在吸血。这些唾液还有阻止血液凝固的作用，可以更方便它吸血。而你的身体会对这些"唾液"产生反应，皮肤鼓起一个包并伴随瘙痒，这就是蚊子包。有些人对蚊子叮咬仅产生轻微反应，而另一些人的反应则更为强烈，可能出现大面积的肿胀、疼痛和发红现象。有些小朋友被蚊子叮了后，整个手都可以肿成小馒头一样！

除了奇痒难耐的蚊子包，蚊子还会传播疾病[1]，最著名的就是疟疾，但这通常发生在疟疾疫区，所以大家不需要太担心。但是如果去疟疾的疫区旅游，比如撒哈拉以南的非洲地区，千万要做好防蚊工作！

▶ 被蚊子咬了，如何处理？

被叮咬后的瘙痒并不是持续性的，仅在一天内间断性地发作十几分钟。在瘙痒时可以给予对症的冷敷止痒，比如当你手被咬了，老想抓，甚至会很用劲地去把它抓破时，可以将手放在自来水下冲冲，或打一小盆冷水将手浸入，通常可以达到立即止痒的效果。另外，不伴有感染者，可以外用中、强效外用激素软膏。严重瘙痒者可以口服抗过敏药物。

但如果叮咬处除瘙痒外还有疼痛，或还有发热、淋巴结肿大等情况，一定要及时去医院。

▶ 蚊子叮咬，如何预防？

比起叮咬后的处理来说，预防其实更重要，可以分为两大类，一类是物理防护，比如保护性的衣物（帽子、袜子和鞋子，长袖衫扎入裤子里）、蚊帐、纱窗等；一类是驱虫剂，已经证实有效的驱虫剂包括化学合成、植物精油（如香茅、雪松、桉树等）两大类，其中避蚊胺（DEET）、派卡瑞丁（Picaridin）最为可靠。但儿童在使用驱虫剂的时候一定要遵循以下安全指南：

表 2-5　儿童安全使用驱虫剂指南

儿童安全使用驱虫剂指南
· 2 月龄以下不使用
· 阅读并遵循所有包装说明及警示
· 使用适量的驱虫剂于裸露的皮肤表面
· 仅用在裸露的皮肤处，不要用在衣服上或衣服下（注：因 DEET 会破坏合成性纤维织物）
· 面部使用时需谨慎，避免接触眼及口
· 不要用在婴幼儿的手上（注：小宝宝喜欢吃手）
· 儿童不应自行使用，而是家长帮助使用
· 不要在封闭区域或食物附近使用喷雾剂
· 用完洗手以免接触到眼及口
· 不要用在皮肤伤口或发炎的区域
· 若不慎进入皮肤伤口或发炎的区域，使用清洁剂和水清洗这些区域
· 使用单独的防晒霜；避免使用组合的驱虫剂-防晒产品

民间有很多驱蚊方法，比如吃大蒜，吃维生素 B1，超声波

驱蚊等，但这些方法并没有明确的科学依据，并不可靠。

日常具体的防蚊措施有哪些呢？

清除蚊虫滋生地

清理雨水槽、旧轮胎、水桶、盆栽托盘、塑料布、玩具等可能积水的容器，杜绝蚊虫繁殖。用泥土填平积水坑洼。

合理使用杀虫剂

针对不同环境选用适宜方法杀灭蚊幼虫。

使用杀虫剂控制成蚊。

设置物理屏障

封堵墙壁、门窗缝隙防止蚊虫侵入。

确保纱窗纱门完好无损。

婴儿车和床铺需全面覆盖蚊帐。

个人防护措施

穿着长袖衬衫、长裤及袜子来遮蔽裸露皮肤。

将衣摆扎进裤腰，裤脚塞入袜子，避免衣物间隙暴露皮肤。

蚊媒疾病预警期间尽量减少外出。

必要时使用 EPA 认证驱蚊剂，并严格遵循标签说明与注意事项。

进入盐沼等高密度蚊虫区时，佩戴防蚊头网，穿着长袖长裤。

将户外照明更换为黄色"防虫灯"（普通灯具更易吸引蚊虫，但黄光无驱蚊效果）。

你知道吗？蚊子的嘴（口器）就像小小的"果汁吸管"，它们特别喜欢小朋友皮肤香香的味道和运动后热乎乎的感觉。不过别担心，被叮咬后鼓起的小红包，其实是你的身体在派"免疫小卫士"保护你呢！试着用以下的"超级英雄应对法"吧！

不抓挠挑战：和爸爸妈妈玩个游戏——给痒痒包贴个可爱创可贴，坚持不挠就能获得"忍耐小勇士"勋章！

冰敷魔法：用毛巾包住冰块轻轻按压，就像给皮肤吃"冰淇淋"，痒痒马上就逃跑啦！

植物护盾：和爸爸妈妈一起种薄荷或香茅草，这些是蚊子最讨厌的"臭臭植物"哦！

可以遵循以下科学防护建议：做好时间管理，蚊虫活跃时段（日出日落前后）尽量避免户外活动，或选择浅色长袖衣物。选择合适的驱蚊方式：2月龄以下婴儿建议物理防蚊（蚊帐、电蚊拍），选用含派卡瑞丁（Picaridin）或避蚊胺（DEET 10%～30%）的儿童适用产品。叮咬后的处理办法：清洗后，给予冷敷处理（2岁以下幼儿不使用含薄荷脑的清凉油）；观察孩子是否出现异常肿胀或持续发热（警惕蚊媒疾病）。

医生仔细检查了小雯的手，告诉妈妈："只是单纯的蚊子叮咬后的过敏反应，不用太紧张，用点药很快就会好的。"妈妈长舒一口气，盘算着，回家要把蚊帐拿出来，还要做好驱蚊工作，还有，要督促爸爸改掉不及时关窗的坏习惯！

拓展知识

1. 通过蚊子会传播的病原很多，见表2-6。

表2-6 通过蚊子传播的病原类别

病毒类	卡什谷病毒，基孔肯雅热病毒，登革热病毒，东方马脑炎病毒，詹姆斯敦峡谷病毒，日本脑炎病毒，裂谷热病毒，罗斯河病毒，圣路易斯脑炎病毒，乌苏图病毒（Usutu），西尼罗河病毒，西方马脑炎病毒，黄热病毒，寨卡病毒。
寄生虫类	犬恶丝虫病（犬心丝虫），淋巴丝虫病，疟疾。

蜂

小丰在赏花，突然发现一只蜜蜂在身边环绕，妈妈曾经告诉自己蜜蜂会蜇人。她紧张极了，挥舞着双手想要赶跑它，谁知蜜蜂却向她冲过来！ "哇！妈妈妈妈！我被蜜蜂蜇了！好疼啊！"

蜂的危害

你害怕蜜蜂吗？听说蜜蜂蜇人可疼啦，会把尾巴断在人体内！听说蜜蜂还能把人给蜇死，这都是真的吗？是真的哦。而且会蜇人的可不止蜜蜂，黄蜂、大黄蜂（见图2-10）也可以！

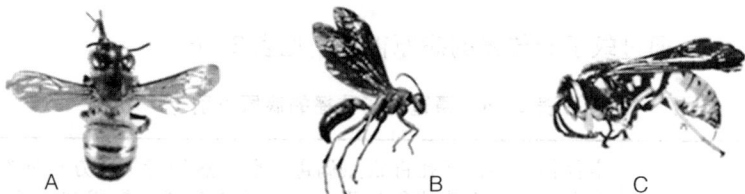

图2-10　A蜜蜂 B黄蜂 C大黄蜂（图片来源：Clinical Dermatology-A Color Guide to Diagnosis and Therapy, 6th edition）

蜂蜇伤后可以引起局部或全身性反应，反应可分为毒性反应和过敏性反应两类。

毒性反应：并没有你想象的那么"毒"，其引起的局部反应通常是有限的、即使有反应，其引起的刺痛和烧灼感通常可以在数小时内消退。短时间内被多次叮咬可引起全身毒性反应，如出现呕吐、腹泻、头痛、发热、肌肉挛缩、意识丧失等症状。一次性超过500次叮咬可以致命！所以玩耍时注意千万不要去招惹蜂巢啊！

过敏反应：分为局部过敏反应和全身性过敏反应。局部过敏反应类似于局部毒性反应的表现，也是即刻出现，但肿胀更明显，会持续数日。其中有一类特殊的表现是"巨大局部反应"，是指被叮咬后局部皮肤反应范围直径超过 10 厘米，且持续时间超过 5 天。40%出现全身过敏反应者会伴有巨大局部反应。换句话说，当局部反应超过 10 厘米直径范围时，一定要当心全身性过敏反应的出现。全身性过敏反应通常在叮咬后 2~60 分钟内出现，可导致过敏性休克。有的时候迟发性反应甚至可以延迟至 1 周才发生。

一般休克和意识丧失的情况在成年人（群体）中更为常见，儿童反应大部分比较轻微。约有 5%的人对蜂毒过敏，若出现以下症状，需立即就医：如呼吸困难、喉咙发紧，全身皮疹或面部肿胀，头晕、恶心、血压下降等。

被蜂蜇后，如何处理？

黄蜂、大黄蜂蜇人后并不断尾，它们的"尾针"还可以重复使用，而蜜蜂蜇一次后断尾，尾针、腺体和内脏仍会留在人体皮肤内，虫体会死亡。注意不要贸然用手指去抓尾针，因为有可能会挤压到毒液腺，应该将其轻轻地挑除，没有把握时应到医院处理。用肥皂水或清水冲洗伤口，可减少感染风险[2]。

局部过敏反应可外用炉甘石洗剂或弱效激素软膏（如氢化

可的松）缓解肿胀。

根据疾病控制预防中心的建议，蜂蜇后最好身边要留陪一人以防急性过敏性休克的发生，过敏体质者应随身携带肾上腺素自动注射器。保险起见，蜂蜇伤后应及时前往医院。

▶ 蜂蜇，如何预防？

预防蜂蜇，可从着装及个人护理入手，并在能力范围内保持环境清洁，掌握遇蜂的应急措施，具体见表2－7。

表2－7　预防蜂蜇的方法

着装建议	优先选择浅色、表面光滑的衣物（深色和粗糙纹理易吸引蜂类）
	确保服装完整覆盖身体裸露部位
	户外作业建议配备防蜂网罩
个人护理注意事项	避免使用含花香/果香的洗护产品（香皂、洗发水、除臭剂、香水等）
	保持每日清洁（蜂类对汗液等体液气味敏感）
环境管理	远离开花植物密集区域
	及时清理工作场所食物残渣（尤其是含糖食物）
	定期清理垃圾

续　表

	单只蜂类环绕时
遇蜂应急处理	· 保持静止姿态 · 缓慢移出危险区域[3]
	遭遇蜂群攻击时
	· 立即 S 形路线逃离（直线奔跑易被追踪） · 优先选择密闭空间躲避（房屋/车辆优于开阔地） · 严禁跳水躲避（多数蜂类可水面持续攻击）
车辆应急方案 （当蜂进入车 内时）	平稳减速至安全停车
	同时开启所有车窗
	待蜂类自行飞离后关闭车窗

写给孩子

　　蜜蜂蜇人不是故意的！小蜜蜂平时很友好，它们忙着采花蜜，帮花朵"生宝宝"。只有它们觉得你要伤害它们或它们的家（蜂巢），才会用刺来保护自己。就像你不小心踩到别人的脚，别人也会"哎哟"叫一声一样。

　　被蜇时要保持冷静：先慢慢走开，不要挥手打蜜蜂，那样它们会更害怕。

　　及时找大人帮忙：如果刺还留在皮肤里，让爸爸妈妈用卡片（比如银行卡）轻轻刮掉，不要用手挤！

虽然有点痒，但抓挠会让肿包变得更红哦，试试轻轻拍一拍，用毛巾包住冰块敷一敷，就像给皮肤"降降温"，肿包会舒服很多！

写给
家长

不要因为害怕风险而错过自然教育机会，带孩子观察蜜蜂采蜜，讲解它们对大自然的重要性（80%的植物靠蜜蜂授粉）。如果家附近有蜂巢，尽快联系专业养蜂人移除，不要自行处理。有过敏史的儿童应随身携带肾上腺素自动注射笔（如 EpiPen），如果孩子大些了，要教会他们使用注射笔。户外活动时不要让孩子穿鲜艳花色衣服或使用甜味香水（易吸引蜜蜂）。如遇蜂群，安静缓慢离开，不要挥舞手臂或奔跑。

掌握蜂蜇的科学应对方法，被蜂蜇后保持冷静，离开危险区域，使用正确的方法拔除残留在皮肤上的蜂刺：（用硬卡片）刮除蜂刺，避免挤压毒囊。不要用镊子直接夹，否则可能会注入更多毒液。用肥皂水冲洗伤口，减少感染风险。

妈妈赶紧把小丰带到医院，医生细心地挑出残留在皮肤里的尾针，涂抹了药物，并且叮嘱妈妈一到两周内仔细观察，如果有异常及时复诊。爸爸在现场附近发现了蜂窝，立即打119叫来消防员叔叔，消防员叔叔赶来，准确快速地取下了蜂巢。没过几天，小丰完全恢复，又可以放心大胆地出去赏花了，不过这次她换上了浅色的衣服，也记住了，一旦看到蜜蜂，要保持冷静，慢慢绕开啦。

拓展知识

2. 蜂蜇后的伤口处理：用醋/小苏打敷伤口——黄蜂毒液呈碱性，可用醋中和；而蜜蜂毒液呈酸性，可用小苏打。但家长往往难以区分，故用清水冲洗最安全。用牙膏、洋葱涂抹等"民间偏方"无科学依据，还可能刺激皮肤，不建议使用。

3. 蜂类蜇刺后会释放报警信息素，可能引发群体攻击行为，因此要离开危险区域。

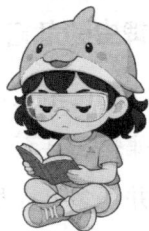

蜱　虫

天天在野外踏青，远远地看到了一只小刺猬，他悄悄靠近，仔细一瞧："爸爸！快来看，小刺猬在背着果子过马路，真可爱呀！""哎呀，天天，刺猬不吃水果的，他们是肉食动物，主要吃昆虫、蜗牛等小动物……"爸爸一边认真科普一边走了过来，可是他定睛一看，哎！不得了，那一只只饱满的"小果子"是吸饱血的蜱虫呀！（见图 2－11）

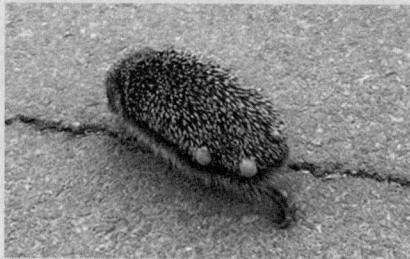

图 2－11　被蜱虫叮咬的刺猬

▶ 蜱虫的危害

网络上可以看到这样的消息：人被蜱虫叮咬后不仅会麻痹瘫痪，甚至还会死亡！这是真的吗？确实存在这种情况，不过并不多见。尽管如此，蜱虫叮咬的危害仍然很大，让我们一起来学习如何应对。

蜱虫是一种节肢动物，可根据身体的硬度分为硬蜱和软蜱。

它们一般附着在草叶上，等待温血宿主经过，叮咬宿主并吸血。吸完血后其体积明显增大（见图 2-12）。

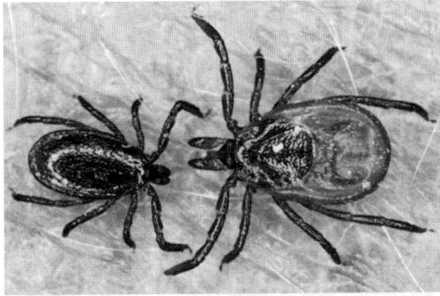

图 2-12　没吸血的鹿蜱（左）和吸饱了血的鹿蜱（右）
（图片来源：Clinical Dermatology-A Color Guide to Diagnosis and Therapy, 6th edition）

软蜱通常仅在宿主身上叮咬数小时即自动脱离，硬蜱可停留长达 10 天且难以剔除（见图 2-13）。

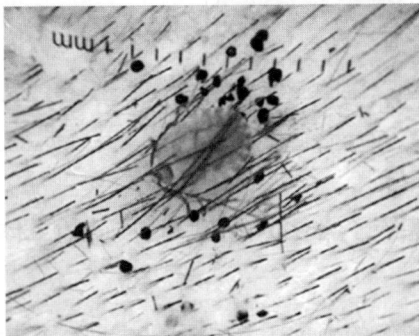

图 2-13　在小朋友头发里叮咬的蜱虫

为什么网络上会把蜱虫叮咬宣传得那么可怕？因为蜱虫的危害可不止吸血这么简单，它还携带了多种致病源，可引起多种全身性疾病[4]。

被蜱虫叮咬后，如何处理？

一旦发现被蜱虫叮咬，第一要务是尽快移除蜱虫（见图2-14）。

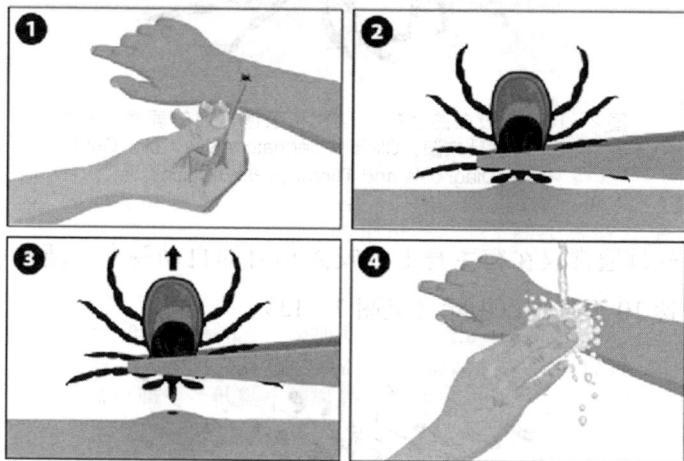

图2-14　如何移除蜱虫示意图（图片来源：www.cdc.gov）

1. 使用细尖镊子夹住尽可能靠近皮肤的虫体部分（不要捏到蜱虫肚子）。

2. 用稳定均匀的力向上提。不要扭动或猛拉，这可能导致蜱虫的口器断在皮肤里。如果口器断在皮肤里，可用镊子尝试夹出口器残部；若无法夹出，断在皮肤内一般不会有太大危害。（注：蜱虫主要是在叮咬吸血时传播疾病，口器断在皮肤内并不引起感染疾病风险增加，但如果在移除蜱虫的过程中挤压到了虫体腹部，会导致其吸入腹部内的血液回流进人体，已经被吸入虫体的血液有大量致病微生物，感染风险大大增加；断在皮肤内的口器如果一直没有自行排出或被分解，便会形成慢性的异物肉芽肿，今后可以通过手术切除）

3. 取下蜱虫后，应用碘伏或酒精对叮咬部位进行消毒，并用肥皂清洁双手。切勿用手指捏碎蜱虫。可将活的蜱虫放入酒精中或密封的袋子/容器中，也可使用胶带将其包裹，还可用马桶冲走。

若移除方法不当[5]，会增加感染风险，无处理经验者最好尽快去医院处理。后续几天需观察是否出现游走性红斑（牛眼状皮疹）或流感样症状（发热、头痛）。出现以下情况请及时就医：蜱虫附着时间超过 24 小时或难以完整取出；叮咬后 3~30 天内出现扩散性红斑（直径>5 厘米的环形疹）；关节痛、面部神经麻痹（莱姆病征兆）；持续发热，血小板减少（警惕蜱传脑炎等）。

蜱虫叮咬，如何预防？

做好环境管理：

● 定期修剪草坪，清理落叶堆（消灭蜱虫栖息地）。

● 定期为宠物使用驱蜱药物，外出归家后仔细检查其毛发是否有蜱虫附着。

出门前：

蜱虫常栖息于草地、草丛或树木繁茂的区域，甚至可以寄生在动物体表。因此要尽量避免前往树木繁茂、高草密集或落叶堆积区域。若需途经此类区域，在有高草和落叶的小径行走时尽量走中间。

用含有 0.5% 扑灭司灵（氯菊酯）的产品喷洒衣物和装备，切勿直接用于皮肤。

皮肤上可以外用含有以下成分的除虫剂，如 DEET（避蚊胺）、picaridin（羟乙基哌啶羧酸异丁酯）、IR3535、OLE（柠檬桉油）、PMD（柠檬桉油提取物）等。**需注意：** 对 2 月龄以下婴儿不使用驱虫剂，3 周岁以下儿童不使用含有 OLE 或 PMD 的驱虫剂。

游玩归家后：

检查身体的各个部位。包括头（尤其是头发里）、耳、腋下、肚脐、腰带附近、双腿之间、膝盖后方，重点检查头皮、腹股沟等温暖部位。检查衣服上是否有蜱虫。衣物可以通过高温烘干达到杀虫效果，至少要烘 10 分钟，湿衣服额外增加烘干时间。建议用热水清洗衣服。仔细检查宠物、外套和背包。

建议户外活动后立即淋浴，既能有效冲洗掉未附着在体表的蜱虫，也能借此机会同步完成蜱虫检查。已有研究证明，归家后两小时内进行淋浴可以降低患莱姆病的风险，还能有效降低其他蜱传疾病的风险。

写给
孩子

　　蜱虫是一种小小的"吸血虫"，喜欢躲在草丛、树林里。它们不会飞也不会跳，但会悄悄爬到人或动物身上，像"小吸管"一样吸血，还有可能传播疾病。野外玩耍时一定要做好防护，回家后也要注意检查全身。如果你发现身上有个像小芝麻一样的小虫紧紧叮在皮肤上，要马上告诉大人！那有可能就是蜱虫！不要尝试自己拔除！如果乱抓乱拽，蜱虫的头可能会断在皮肤里，那样更麻烦。找大人帮忙，并且配合清洁伤口。如果被咬后有不舒服，也一定要告诉爸爸妈妈哦！让我们一起更加快乐安全地进行野外探索吧！

写给
家长

　　户外活动时应注意做好防护，养成活动后全身检查的习惯（重点检查头皮、腹股沟等温暖部位）。一旦发现蜱虫，要使用正确方式移除，做孩子的"守护神"！但更重要的是教孩子识别蜱虫和科学应对，让他们能够正确认识和面对危险，这样他们才能更加自由、勇敢与健康地成长。

爸爸制止了想要摸小刺猬的天天，带他离开了草丛，耐心地向他科普了蜱虫的危害。晚上回到家，爸爸和天天认真地洗了热水澡，仔细检查了全身和踏青装备，确认没有蜱虫残留。妈妈把大家的衣服清洗后高温烘干。下周末还是晴天，踏青计划照旧，只是这次天天会更加小心，避免进入危险地带，减少与野生动物的接触，再也不会把蜱虫错认成小果子啦。

拓展知识

4. 蜱虫可以传播的疾病，具体见表2-8。

表2-8 蜱虫可以传播的疾病

疾　病	致病源	分　类
莱姆病	博氏疏螺旋体	细菌（螺旋体）
复发性热	疏螺旋体种	细菌（螺旋体）
兔热病	土拉热杆菌	细菌
洛基山斑疹热	立氏立克次体	立克次体
埃里希体病	查菲埃立克体	立克次体
科罗拉多蜱热	科蜱病毒种	病毒

续　表

疾　病	致病源	分　类
巴贝西虫病	巴贝西虫	原虫
蜱麻痹	毒素	神经毒素

5. 民间偏方中所说的使用凡士林、指甲油涂抹以及用香烟烫等办法防蜱虫都是无效的，皮肤受热后会刺激蜱虫分泌更多的唾液进入人体或导致受到感染的液体反流回伤口。我们要尽快移除蜱虫，而不是等待它自行脱落，因此这些"偏方"都不可取。

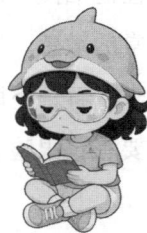

眼睛进东西了！冷静最重要

最是人间四月天，梧桐飘絮飞满天，小齐举头向上望……不好！有个异物进眼帘！瞬间眼睛睁不开，而且酸胀流泪看不见！小齐不禁抬手想要揉，且慢！贸然处理会伤眼！

眼表正常结构

我们常常用"眼里容不了一粒沙"来比喻一个人无法容忍任何细微的瑕疵、差错，作为心灵的窗户，我们的眼睛确实非常的敏感，容不得一点异物的刺激。这是为什么呢？让我们先来了解一下眼部的结构。平时我们能直接观察到的眼部结构主要有：眼睑、结膜、巩膜和角膜（见图2-15）。

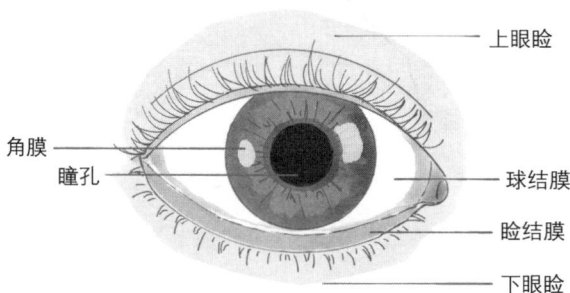

上眼睑

角膜

瞳孔

球结膜

睑结膜

下眼睑

图2-15　眼部结构（表面观）

眼睑：保护眼球的重要结构。根据位置分为上眼睑和下眼睑，由皮肤、结缔组织、肌肉、腺体和睑结膜组成。在眼睑的游离缘，有2~3排睫毛和腺体的开口。如果眼睑受到损伤，可能会导致无法闭眼、泪液结构异常等，进而导致干眼、暴露性角膜炎等疾病。

结膜：分为睑结膜、球结膜以及穹隆部结膜三部分（见图2-16）。前文提到的睑结膜覆盖于眼睑内面，粘连紧密，不能被推动。球结膜则是覆盖在眼球表面的一层透明薄膜，可被推动，可灵活活动，与衬在眼睑内面的睑结膜通过穹隆部结膜相连，这三部分共同围成的腔隙则被称为"结膜囊"，其在保护眼球的同时也为眼球提供了灵活的活动性。平时进入眼睛里的异

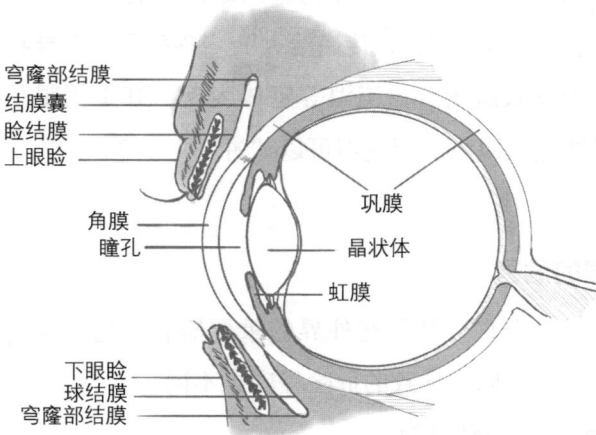

图2-16 眼部结构（矢状位）

物一般积聚在这个腔隙里，不会直接进到"眼球后面"。当球结膜受到损伤，眼球会丧失保护或因结膜瘢痕化变得不再灵活，这会影响眼睑的形态、眼球的运动。平常我们所看到的"眼白"是指被球结膜及其覆盖的巩膜。

巩膜：眼球外壁的白色不透明纤维膜，起到保护眼球内部结构的作用。一旦被破坏，眼内容物将会流出。

角膜[1]：由无血管的结缔组织构成，是透明的，我们能透过它看到后方深色的虹膜和瞳孔。角膜起到折射光线和保护眼球内结构的作用，角膜受损较轻时可自行恢复，较重则可能会变得不再透明，影响视力，甚至丧失对眼内容物的保护作用。

在这些眼部结构中，睫毛根部周围、结膜、角膜面都分布着丰富的感觉神经，当外界异物进入眼睛，感觉神经末梢受到刺激，就会"拉响警报"，传递给大脑"疼痛""有异物"等感觉，同时诱发眼睑闭合，流泪等躯体表现，其中闭眼是为了避免更多异物进入眼内，而流泪可以"冲出"异物[2]。

▶ 异物入眼的危害

眼睛是一个直接暴露在外界的重要器官，进入眼睛的结膜囊内异物种类不同，导致的危险程度也不同。

"低警报"级别异物：

如毛发、灰尘、小飞虫等。这类异物体积小，质地柔软，不适感较轻，有的甚至没有明显异物感，一般不会对眼球表面直接造成损伤。这类异物大都可通过眼球转动，流泪等（行为）自行排出，或随分泌物（如眼屎等）排出，但需警惕继发的细菌性感染等疾病，若有不适请及时就医。

"中警报"级别异物：

如沙砾、金属、玻璃碎屑等。这类异物较坚硬，会对结膜与角膜造成机械性损伤或嵌顿在角结膜上，引起强烈且持续的疼痛感与异物感。当异物嵌顿在角膜上，还可能会引起角膜瘢痕、铁/铜质沉着，影响视力。如果在异物进入结膜囊后用力搓揉，可能会加重损伤，甚至破坏角膜结构完整性。需要注意的是，一些植物性异物（如麦秆、苞米叶等）入眼还可能会引起真菌感染。

"高警报"级别异物：

如较大尖锐物与化学物质。较大尖锐物有可能会直接导致眼球结构的损伤，影响视力，破坏眼球完整性。而化学物质如清洁剂、防腐剂、漂白剂以及建筑用水泥、石灰等入眼，可能会导致多种危害。其中高浓度的酸性物质会使眼表结构中的蛋白发生凝固变性和坏死，破坏眼球正常结构与功能。但因为凝固的蛋白不溶于水，能在一定程度上阻止酸性物质继续渗透。而碱性物质能对眼表蛋白起溶解软化作用，能很快向周围及深部组织渗透扩散，损害性比酸性物质更加严重。浓硫酸和生石灰遇水还会产生热效应，在化学损伤的基础上造成热烧伤。根据化学物品的浓度、剂量、作用方式、接触时间、接触面积的不同,眼部表现和后续损伤也会有所区别,一般会有疼痛,异物感,畏光,流泪及视物模糊等症状。

异物入眼的紧急处理

"冷静"是一切的先决条件。首先要脱离危险环境,切记不可剧烈搓揉眼睛。

对于"中低警报"级别异物,如果入眼量较少,可以马上闭眼或快速眨眼[3],让眼泪帮助"冲刷"异物,促进异物排出或使其移动至更容易取出的安全位置。如果入眼量较多,应尽量撑开眼睑,用干净的水冲洗眼表,使异物最大限度排出。需要注意的是,有时异物可能会长时间嵌顿在结膜囊内甚至角膜上。若眼部刺激症状持续存在,怀疑或有肉眼可见异物残留、或有金属类异物入眼可能,建议至医院就诊。

对于"高警报"级别化学物质,需要第一时间用大量清水或其他相对安全的水源冲洗眼表,冲洗时尽量翻开眼睑,转动眼球,将结膜囊内化学物质彻底冲出,并携带化学物品相关信息立刻就医。需要注意的是,浓硫酸与生石灰遇水会发生剧烈化学反应并释放大量的热,应先尽量去除眼内外残留物,再充分冲洗。较大尖锐物入眼后,建议保护患眼,尽早就医。

▶ 异物入眼，如何预防？

1. 做好防护：在户外活动或进行危险作业、实验操作时，戴好帽子或护目镜。

2. 避免接触危险物质。

3. 做好居家安全：化学制剂放置在安全位置，并在瓶身明确注明成分。

4. 规范使用危险物品。

5. 不在跑动时手握尖利物品，不在不安全环境内打闹嬉戏。

写给孩子

眼睛是脆弱敏感直接暴露在外的，一旦眼睛受到伤害，可能会影响我们感知精彩的世界。生活中常见的物品，都有可能成为潜在的风险，正确使用这些物品、远离危险很重要。遇到问题，第一时间向同学、老师家长寻求帮助，不要自认为不严重或因害怕受到指责，而选择等待甚至隐瞒。一定要尽可能留意异物的准确信息，以帮助医生更好、更快地确诊，并采取最合适的处理办法。

写给家长

异物的种类、入眼方式及应急处理不同，会导致结局不同，若处理不当会造成视力丧失等不可挽回的后

果。文中列出的知识并不能囊括所有实际情况，当情况
不明时，一定要及时到医院就诊，让医生提供专业的
帮助。

"妈妈！好像有东西进到我眼睛里了！"妈妈马上拉着小齐
站到了路边的商店前："你先闭上眼睛，好的，现在眨几下。"
小齐眨了眨眼睛，疼痛感减轻了，但是仍然感到异物存在。
"嗯……东西好像到了眼角啦！"妈妈继续鼓励道："你再眨几
下。"不一会儿，梧桐种子从眼里出来了，挂在眼角边上，妈妈
帮着他轻轻擦拭掉："还有什么不舒服吗？""没有了。""我们
休息一会儿，如果还有不舒服，妈妈带你去医院。""嗯！"小齐
开心地说。

健康小口诀

异物入眼不要慌，冷静下来最重要。

根据环境初判断，异物种类先定好。

毛发灰尘小飞虫，闭眼然后快瞬目。

千万不要用手揉，泪水帮忙冲刷掉。

砂石玻璃坚硬物，搓揉损伤会加重。

如果怀疑有金属，要让医生帮忙找。

化学制剂入眼后，明确性质很重要。

碱性危害强于酸，大量净水冲洗透。

石灰遇水会发热，先清后冲要记牢。

锐利物品谨慎用，一旦伤眼速就医。

做好防护避风险，防患未然第一条。

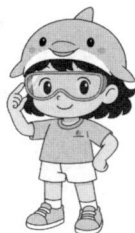

拓展知识

1. 角膜的结构：角膜是眼球前部透明、无血管的纤维膜结构。由前到后分为五层：角膜上皮层、前弹力层、基质层、后弹力层和内皮细胞层。角膜上皮再生能力强，损伤后修复快且不易留瘢痕。前弹力层损伤后不可再生，愈合时可能形成瘢痕，影响视力。基质层破坏后无法修复。后弹力层损伤后可再生。内皮细胞层在我们成年后随年龄增长或损伤逐渐减少，无法增殖修复。

2. 泪液的分泌：泪液的分泌包括基础泪液分泌和反射性泪液分泌两种方式。基础泪液分泌持续存在且不受神经支配，平均每分钟约分泌 1 微升，用以维持基本的眼表湿润光滑，起到保护和营养眼表的作用。反射性分泌受神经支配，根据刺激来源不同分为周围感觉型反射分泌（结膜、角膜、鼻黏膜、眼周皮肤等）、视网膜型反射分泌（视网膜）和精神反向分泌（情感刺激），通常由泪腺分泌大量泪液。

3. 瞬目作用：在眼轮匝肌的闭合作用下，我们完成瞬目，也就是眨眼。眨眼过程中，泪液由结膜囊外侧经过泪河运转至内眦部，能帮助泪液均匀地涂布于眼球表面，还能使泪液进一步进入泪道系统排入鼻腔。

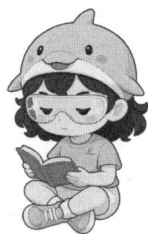

鼻子进东西了！千万别使劲抠

朵朵在公园捡到了一颗亮晶晶的"钻石"，趁妈妈不注意时，偷偷塞进了鼻孔。"这可是我的宝藏！"她得意地想着。可是没过多久，鼻子就开始发痒，朵朵一揉鼻子，鲜红的鼻血滴到了衣服上。朵朵连忙向妈妈求助："'钻石'跑到我鼻子里了，我想把它抠出来！"妈妈告诉朵朵："千万不要乱抠鼻子，小心'钻石'掉进更深的地方！"

▶ 鼻子里的"秘密房间"

你以为鼻子就是负责通气的地方？我们鼻子里的"秘密房间"其实别有洞天。它就像一个精密的"空气调节站"。我们的鼻腔内部有弯弯曲曲的通道，表面覆盖着柔软湿润的黏膜，这层黏膜就像一层会呼吸的"绒布"，上面分布着密密麻麻的毛细血管。这些血管很脆弱，稍微受到刺激就可能破裂出血。黏膜表面纤细的鼻毛充当"守门员"，防止灰尘和细菌吸入肺部。

接下来，让我们来了解一下鼻腔的结构（见图 2 - 17，图 2 - 18）。鼻腔前端通过鼻孔与外界相通，后端连通鼻咽部。

鼻中隔：鼻中隔是位于鼻腔中央的骨性隔板，将鼻腔分为左右两个腔，表面覆盖黏膜，起支撑作用，如果鼻中隔出现偏曲、变形，会影响外貌与呼吸等。

鼻前庭：位于鼻腔前部，被覆皮肤，富有皮脂腺和汗腺，生有鼻毛，起滤过作用，为疖肿[1]易发处。鼻前庭皮肤与软骨膜紧密相贴，因此在发生疖肿时，疼痛剧烈。

固有鼻腔：位于鼻腔后部，衬有黏膜，可分为嗅部和呼吸部，嗅部负责嗅觉感受，呼吸部负责温湿净化空气。

鼻窦：鼻腔周围颅骨内含气的空腔。鼻窦与鼻腔相通，参与吸入空气的加温加湿，并对发音起共鸣的作用。鼻腔发炎时，可能会蔓延到鼻窦，引起鼻窦炎。

鼻腔易出血区：鼻中隔前下部的黏膜内有丰富的血管汇聚吻合丛，包括利特尔动脉丛和克氏静脉丛，为鼻出血的常见部位。

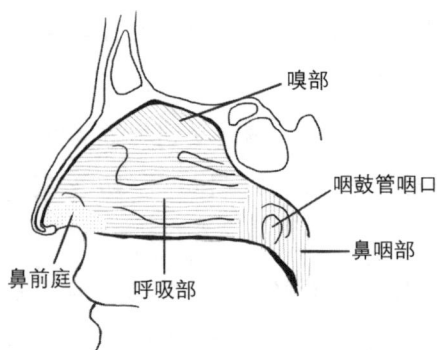

嗅部

咽鼓管咽口

鼻咽部

鼻前庭   呼吸部

图 2-17　鼻腔结构（矢状位）

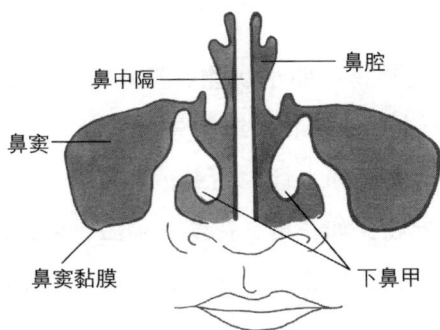

图 2-18　鼻腔结构（冠状位）

▶ 异物入鼻的危害

　　小小的异物进入鼻腔可能会引发大麻烦，除了像朵朵那样鼻出血，异物长时间停留，还会不断刺激鼻黏膜，阻塞鼻腔或鼻窦引流，导致鼻黏膜肿胀、发炎，可能引起鼻子疼痛、鼻塞，引起鼻内感染，如鼻炎、鼻窦炎和骨髓炎，流出有臭味的鼻涕。更严重的是，如果异物不小心滑落进入气管，堵住呼吸通道，会引起剧烈咳嗽、呼吸困难，甚至危及生命。所以，一旦发现鼻腔有异物，必须高度重视。

　　鼻腔异物的危害与异物大小、形状、种类和塞入鼻腔的时间相关。

　　鼻腔异物的种类繁多，主要可分为外生性和内生性两大类，前者又可分为非生物类及动植物类。

1. 外生性异物。

● 非生物类异物：如小玩物、塑料珠、玻璃球、橡皮头、金属弹片、碎石丸、小饰物及纽扣等。

● 动物类异物：如水蛭、昆虫、蛆等。

● 植物类异物：如花瓣、花蕊、果仁、果壳、豆粒类等。

2. 内生性异物：如鼻石、牙齿、死骨、凝血块、痂皮等。

一般塑料异物性质稳定，短时间内仅有鼻塞症状。异物如果停留时间长，常会引起继发感染，出现单侧鼻腔流黏脓涕，涕中带血，呼气有臭味等症状。

植物性异物入鼻后，在潮湿环境中会发生膨胀与腐败等变化，出现进行性鼻塞，并伴单侧鼻腔黏脓鼻涕，鼻腔臭味等症状。

动物性异物会引起鼻痒，鼻内有虫爬感。

纽扣电池是鼻腔异物中最为危险的一种。纽扣电池含有汞等重金属有毒物质，在导电良好的湿润鼻腔内不断放电产热，会烫伤鼻中隔黏膜与软骨。电池中的强碱性物质还会侵蚀鼻腔黏膜及软骨，加之长时间的机械压迫，会引发鼻中隔黏膜溃烂、软骨坏死，甚至鼻中隔穿孔等症状。电池发生泄漏，还会引起重金属中毒，导致神经系统和智力发育受到影响。若纽扣电池不慎被误吸，落入消化道，有腐蚀消化道，造成黏膜腐烂、穿孔等可能，后果不堪设想。因此，一旦发现纽扣电池误塞入鼻腔，要立即看急诊。

此外，异物在鼻腔内滞留时间过长，分泌物长期蒸发浓缩，会分解出多种无机钙盐类物质，逐步沉积于异物表面，以此为核心形成结石，即鼻石。外壳成分不同，鼻石颜色也不同。鼻石可能引起鼻塞、流涕、鼻出血及头痛等症状。

异物入鼻的紧急处理

1. 稳定情绪。慌乱哭闹时不恰当的呼吸方式可能导致异物移位，被吸入鼻腔更深处。

2. 勿用手、棉签或镊子等工具乱掏：这些工具可能会把异物越推越深，甚至划伤鼻黏膜引起出血，并致异物不易取出，甚至误吸入气管引起并发症。

3. 自行喷出。如果能配合完成吸气和呼气的动作，建议用嘴深吸一口气，然后再闭紧嘴巴，用手按住没有异物的那一侧鼻孔，之后再使劲往外呼气，这样有可能将鼻腔异物喷出来。

4. 发生鼻出血时，应低头，勿仰头（见图 2 - 19）。仰头会让血液经鼻咽部倒流入咽喉引起呛咳，甚至可能被咽进胃里。虽然看似出血量少了，实则只是改变了血流方向。大量血液被吞入胃内可能会引起消化道刺激症状，如腹痛、腹胀、恶心、呕吐等。鼻腔活动性出血时可以通过按压鼻翼止血：用拇指和食指捏紧鼻翼（鼻头两侧软的位置）10 分钟，同时冰敷额头或后颈部，可使血管收缩，减少出血。止血时，鼻腔无须塞棉球或纸巾，因为塞入填塞物易导致异物进入鼻腔更深的位置，并

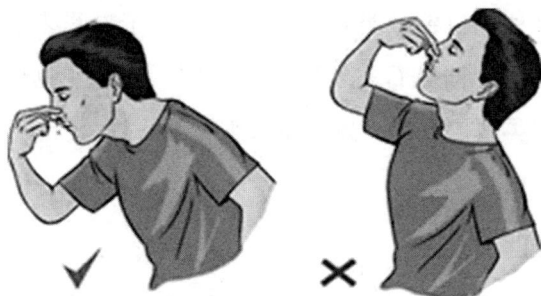

图 2-19　鼻出血捏鼻止血的正确方法（左）和错误方法（右）

且反复摩擦会损伤鼻腔黏膜致使原有鼻出血加重。

　　如果通过上述方法不能将异物去除，就需要到医院就诊了。尤其是儿童，鼻孔进入异物之后第一时间就医非常重要，无论异物种类、塞入鼻腔的深度，一旦有异物入鼻，都要尽快就医，由专业的医生处理，千万不要擅自盲目处理。在送医途中，尽量保持安静，就坐，避免哭闹，防止异物移动。

　　就诊时，首先要提供给医生准确的信息，使医生快速、准确地了解病情，例如塞入异物的时间、异物的种类，从哪侧鼻孔塞入，是否出现过呛咳或呼吸困难，平时身体状况、用药情况等。耳鼻喉科医生会用专业的设备和工具[2,3]来寻找并安全地取出异物、制止鼻出血[4]。

❯ 鼻腔异物，如何预防？

　　1. 提高危险意识：鼻子不是玩具箱，我们要了解鼻腔异物对身体的危害性，不要把食物、玩具、瓜皮果壳等塞入鼻腔。

2. 检查玩具安全性：选择一体成型的积木，如果玩带有可拆卸小配件的玩具，需要在大人监护下进行。

3. 定期检查鼻腔：如果总是揉鼻子、出现单侧鼻塞、流黏脓涕或呼出气体有臭味，需及时就医排除鼻腔异物。

写给
孩子

鼻子是我们重要的器官，它可以用来呼吸，用来闻味道，但不能拿来"藏宝藏"。鼻腔里面的黏膜非常柔软、敏感和脆弱，如果因为好奇塞进异物，会刺激鼻黏膜，引起疼痛、出血，更可怕的是，有可能被吸入并堵塞气管，引起呼吸困难，甚至窒息。如果异物进到鼻子里，一定要及时向大人寻求帮助，用正确的方式取出，不要因为害怕被批评而选择隐瞒。

写给
家长

鼻腔异物看似是"熊孩子"的恶作剧，却可能酿成大祸。家长多一分警惕，孩子就少一分风险。如果孩子总是单侧鼻孔流血，或说单侧"鼻子痒、鼻子塞"，呼出的气体有臭味，千万别大意，也许孩子的鼻腔里正藏着等待发现的"危险宝藏"！

朵朵来到医院后，医生通过前鼻镜检查发现了异物——"钻石"，并把"钻石"顺利地"挖"了出来。异物取出来后，鼻出血也很快停住了。医生叮嘱朵朵，不要再用手抠鼻子，鼻子里破损的伤口过几天会自己修复好的。听话的朵朵很快恢复了健康。妈妈也为她准备了更好的藏宝箱——一个漂亮的小袋子，朵朵以后再也不会把宝贝藏在鼻子里啦。

健康小口诀

小鼻子，勿藏宝，小小物件不能塞。
若进异物别乱掏，快找医生最可靠！
挖鼻孔，要戒掉，发炎肿胀更糟糕。
纽扣电池风险高，预防教育早做好！
口呼吸，头微低，镊子硬捅是大忌。
危险异物要警惕，健康鼻腔保护你！

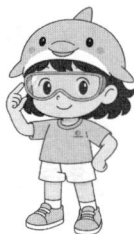

拓展知识

1. 疖肿：由于挖鼻孔、拔鼻毛、免疫力低下、局部炎症刺激等原因引起的鼻前庭毛囊或皮脂腺的细菌感染（常见金黄色葡萄球菌），表现为局部红肿、疼痛。鼻部疖肿应避免挤压，以免引起感染扩散，导致面部蜂窝织炎或颅内感染。

2. 前鼻镜（见图 2-20）：如果异物在鼻腔前端，通过前鼻镜检查就可以发现异物。如果孩子配合，医生可以通过异物勺，自前鼻孔伸入，经异物上方达异物后面，然后向前将异物勾出。取出过程中，需要固定全身，以防挣扎乱动，将异物吸入喉或气管内。

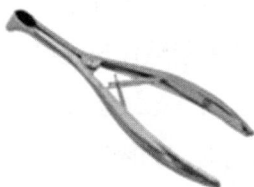

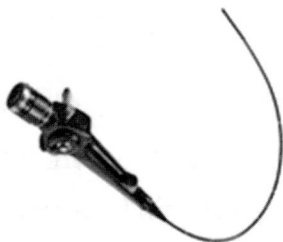

图 2-20　前鼻镜　　　　　图 2-21　纤维鼻咽镜

3. 纤维鼻咽镜（见图 2-21）：如果异物位置较深，前鼻镜检查发现不了异物，医生就要借助纤维鼻咽镜检查来确认异物的位置。纤维鼻咽镜检查是耳鼻咽喉科的一项常规检查，过程中无须麻醉药物。纤维鼻咽镜是一个细小的软管镜子，可以进入鼻腔深部来观察异物的位置及对周边组织的损伤程度。对于鼻腔深部的异物，若孩子配合不佳，就需要全身麻醉后在鼻内窥镜的帮助下将异物取出。

4. 膨胀海绵（见图 2-22）：在严重的鼻出血发生时，医生会用一根能膨胀的"海绵"来填塞鼻子。膨胀海绵的主要成分

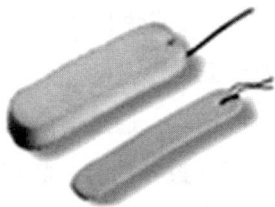

图2-22　膨胀海绵

是高分子吸水材料，比如聚丙烯酸钠、聚乙烯醇等。这些材料由很多长长的分子"手拉手"连成网状结构，分子上还有很多喜欢水的"亲水基团"。当膨胀海绵遇到水或血液时，这些网状结构像海绵一样迅速"张开怀抱"，把水分牢牢抓住，体积能变大好几倍。而且它很柔软，像棉花糖一样，不会划伤鼻腔里的黏膜。其止血的原理如下：

● 物理压迫止血：膨胀后的海绵会紧紧贴住鼻腔里受伤的血管，减少血液溢出。这种压力不是硬挤，而是像鼓起来的气球一样，均匀地"抱住"伤口，让有破口的血管暂时"封闭"，不再出血。

● 吸水锁住血液：海绵的高分子材料会吸收血液中的水分，让血液变得更浓稠，加快血液凝固的过程，尽快结痂。同时，它吸收水分后会变成软软的凝胶状，能更好地填满鼻腔中的缝隙，防止血液溢出来。

● 保护鼻黏膜：普通棉花或纸巾可能会摩擦伤口，还可能粘在鼻黏膜上，从鼻腔取出时导致二次受伤。膨胀海绵吸水后光滑又柔软，就像给伤口盖了一层保护罩，不仅能止血，还减少疼痛和损伤。

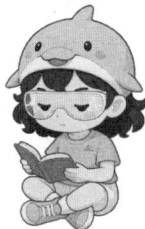

烧烫伤怎么办？冲脱泡盖送！

小花跟爸爸妈妈去吃最近很火的地摊火锅，这家店还可以自己明火烤肉，大家都很开心。突然火锅翻了，热汤洒到了小花衣袖上，烫得她大叫一声，哭起来。爸爸一着急，手背被烤肉的火烧到了，妈妈急着要脱掉小花的衣服，爸爸忍着疼也来帮忙……停！这样既可能让小花伤情加重，也可能让爸爸的伤情加重。那应该如何处理呢？

皮肤结构

皮肤是人体最大的器官，保护我们的身体不受外界的损伤，是身体的第一道防线，还可以通过排汗等调节体温。也是感觉外界环境变化的主要器官。皮肤通常可以分为三层，由外至内分别为表皮层、真皮层和皮下组织。

表皮层：皮肤的最外层，是抵御外界刺激的第一道防线，可以不断再生并脱落。

真皮层：位于表皮下方，赋予皮肤弹性和韧性。真皮层又分为真皮乳头层和真皮网状层，可以理解为真皮上层和真皮下层。真皮乳头层含有大量毛细血管和神经末梢，参与表皮的营养输送和触觉感知，再生较快，但若完全损伤则愈合变慢。真皮网状层含汗腺、毛囊和皮脂腺，具有维持皮肤湿润和抗菌功能。

皮下组织层： 主要由脂肪细胞和结缔组织构成，可以缓冲外力冲击，储存能量，并参与体温调节。

烧烫伤的危害

人类在学会生火并使用火焰之后逐渐发展出了文明，在学会了饮用热水之后有效避免了自然水源中因微生物引发的疾病，蒸汽轮机的使用更是直接推进了工业文明的发展。可是水火无情，热水与火焰都会给我们的皮肤造成损伤，也就是烧烫伤。所谓的烧烫伤，是因热力（如火焰、蒸汽和热水热油等高温液体）、化学物质（如强酸和强碱）、电流或辐射（如紫外线）等引起的皮肤及皮下组织损伤，可以统称为烧伤。烧伤是常见的意外伤害之一，青少年及儿童的日常生活、学习环境中存在很多潜在的危险。

烧伤后根据烧伤深度的不同可以分成以下三度：Ⅰ度烧伤、Ⅱ度烧伤（浅Ⅱ度烧伤、深Ⅱ度烧伤）和Ⅲ度烧伤。

Ⅰ度烧伤： 仅仅伤及表皮，表现为红肿、疼痛，无皮肤破损，没有水泡形成。大部分的晒伤或者较轻的烫伤属于该类，一般情况下伤后前 2~3 天可能存在刺痛，之后疼痛逐渐减轻，5~7 天后烧伤的局部颜色异常恢复，没有后遗症。

Ⅱ度烧伤：伤及真皮层，根据深度又可以分为两种深度。

1. 浅Ⅱ度，伤到了真皮乳头层也就是真皮上层。伤后表现为出现水疱，水疱大小不一致。水疱皮破了之后伤口红润，疼痛很明显，一般情况下是刺痛。由于表皮不存在了，所以对身体的保护作用丧失，这时候我们就要去医院进行治疗。通常在2周以内伤口愈合，会留下一些皮肤颜色的改变，其中大部分都能在较长的时间内恢复正常，一般情况下不会留下难看的伤疤。

2. 深Ⅱ度，伤到了真皮网状层也就是真皮下层。伤后表现为出现水疱，水疱较小，水疱皮破了之后基底红白相间。由于神经末梢也受损，所以痛觉迟钝，同时由于伤得较深，伤口愈合时间通常会超过两周，如果处理得不好可能要一个月以上才能愈合。因此必须及时到医院由烧伤专业的医生进行治疗。由于愈合时间很长，通常会留下伤疤，在关节部位的这些伤疤还有可能影响关节活动甚至影响孩子的生长发育。不过随着医学科技的发展，我们现在是有可能将这些难看的伤疤尽量消除掉的。

Ⅲ度烧伤：常见的热水袋、暖宝宝烫伤属于该类烧伤。该深度的烧伤伤及全层皮肤甚至肌肉骨骼，创面苍白呈碳化，伤口几乎没有痛觉，除了烧伤面积非常小的伤口之外，绝大部分需要及时进行手术治疗。手术治疗结束后，也会留下伤疤，甚至影响活动或者生长发育。

如果我们想明确烧伤的后果，还需要对烧伤面积进行判断：将我们的手掌并拢，一个手掌的面积就是自己身体体表面积的

1%。当婴幼儿烧伤面积大于5%体表面积、青少年或成人烧伤面积大于10%体表面积时，可能会引发烧伤休克。烧伤面积越大，休克发生的时间就越早，休克的程度就越重，烧伤休克是有可能造成生命危险的。面颈部面积较大的烧伤有可能造成呼吸道的梗阻，也就是窒息，这也是会造成生命危险的。因此一旦判断出存在这些风险，应立即前往医院进行治疗。

▶ 烧烫伤的紧急处理

处理常见火焰烧伤和热水烫伤时，牢记五字口诀："**冲、脱、泡、盖、送**"[1]。

冲：一旦发生烧烫伤，应立即用冷水冲洗。大家一定要**注意是用冷水**，而不是冰水，冷水的温度一般以15~20℃为宜。如果短时间内无法获得流动的冷水，也可以使用冷水浸透的毛巾等对伤口进行冷敷，通常需要冷敷10~30分钟，其主要作用是减少热力的持续损害，缓解疼痛。经过有效的冲洗，有可能使烧伤的深度变浅，愈合时间缩短。但是有几个需要注意的地方：第一，如果遇到面积较大可能导致烧伤休克发生的情况，应立即前往医院，在去医院的路上可以适当用冷毛巾湿敷，避免出现生命危险。第二，如果是洁厕灵或石灰等化学物品烧伤，则不能直接冲洗，必须先用干毛巾擦去化学物品后才能冲洗，并且冲洗时长要超过30分钟。

脱：小心地去除衣物饰品。不是简单粗暴地脱掉衣物，应在冲洗的同时，用剪刀慢慢剪开衣物，避免撕扯粘在伤口上的部分。如果伤口部位有手表、手镯、戒指等饰品，也应当迅速去除，因为这些饰品在伤口肿胀之后可能卡住，让远端的手或手指缺血坏死。如果这个东西很贵怎么办呢？为了身体健康着想，该损坏的必须损坏，而且要注意在去除的时候尽量不要戳到伤口，加重损伤。

泡：持续用冷水浸泡。在没有流动水的条件下，可以把伤口泡在 15～20℃水中 10～30 分钟，**一定不能直接冰敷或用冰水浸泡，**温度太低的水或者冰长时间接触身体会造成冻伤，得不偿失。

盖：在我们前三步都完成了的情况下应该好好保护伤口，最好是使用无菌纱布或者干净的棉布，如果没有，可以用清洁的毛巾或者衣服包裹伤口，避免伤口长时间暴露，使感染风险增大。

送：及时就医。进行了以上处理后若存在以下情况则必须及时前往医院治疗，第一是Ⅱ度及Ⅲ度烧伤；第二是面部、手部、关节或会阴部受伤；第三是化学烧伤或电烧伤。这些情况下往往会造成严重后果，需要医生及时进行治疗。

烧烫伤，如何预防？

烧烫伤的预防与正确处理关乎青少年的健康与安全。通过识别危险因素，掌握科学急救方法，可显著降低伤害风险。家长、学校和社会需共同构建安全环境，为青少年健康成长保驾护航。

厨房安全隐患全景解析

热油飞溅：160℃食用油接触皮肤 0.5 秒即可导致深度烧伤，并且食用油在该温度下还未冒烟，因此不易察觉。建议煎炸食物时使用防护面罩、手套等防护物品。

微波炉误区：加热密封容器（如盒装牛奶）易引发蒸汽爆炸，加热鸡蛋也有可能引发爆炸，因此我们在使用微波炉时不能过度加热，避免受伤。

即热饮水机：目前很多饮水机都有 3 秒出热水功能，这种功能虽然对低龄儿童构成的威胁更大，但青少年和成人也容易受伤，因此建议设置童锁功能。

电子产品的隐形威胁

充电宝爆炸：国家质检总局抽检曾显示，23%的充电宝存在过热风险，充电宝一旦爆炸，不仅存在热力烧伤的风险，还有造成化学烧伤的可能。

劣质数据线：绝缘层破损后短路可产生200℃以上高温，易造成烫伤，同时漏电时也会造成电烧伤。

校园实验室的化学风险

酸碱中和反应：浓硫酸稀释时若顺序错误（应先加水后加酸），可能引发喷溅造成化学烧伤。

金属钠实验：钠遇水剧烈反应释放高热，可导致面部烧伤。

酚类物质：0.1%苯酚溶液接触皮肤 15 分钟即可导致化学烧伤。

体育运动中的热损伤

摩托车排气管：怠速状态下温度可达 200℃，曾有少年跨坐时大腿Ⅲ度烧伤。

塑胶跑道：夏季表面温度超 60℃，跌倒后易造成大面积擦伤合并热损伤。

健身器械：金属部件被阳光暴晒后可达 70℃，徒手抓握易烧伤。

写给
孩子

烧烫伤在生活中非常常见，我们一定要做好防护工作，实在不幸遇到也不能慌张，要按照前面说的步骤一一处理。随着生物敷料、干细胞移植等新技术的发展，烧烫伤治疗正进入精准医学时代。新的科学技术能帮助大家减轻烧烫伤带来的痛苦。有兴趣的话可以进行相关知识的学习甚至进行相关的研究。

写给
家长

对于家长而言更重要的是提升预防意识——家长应定期进行居家风险隐患排除，避免让孩子接触易导致烧烫伤的物品，同时学习好应急处理措施，以防万一。不要相信"偏方"[2]，不科学的处理可能会加重烫伤的危害。

妈妈赶紧把小花和爸爸带到洗手池边，打开水龙头慢慢地用冷水冲洗两人烫伤的地方。妈妈一边冲洗一边用剪刀把小花的衣袖剪开，轻轻地去掉衣服，发现小花前臂上烫伤的部分有一个巴掌大小，而爸爸只烫了手背上一点点。冲洗了30分钟之后，小花和爸爸都不疼了，爸爸烫的地方看都看不出来，而小花烫伤的地方却起了几个小水泡。妈妈问店员要了一块干毛巾把小花的伤口保护好，一家人来到了医院。经过医生的专业处理，小花很快就完全恢复啦！

拓展知识

1. 前面我们说的都是火焰烧伤和热水烫伤，此外还有几类特殊的烧伤，比如个别特殊化学制品烧伤和电烧伤。

氢氟酸：这种化合物进入血液，即使少量也会导致心脏骤停。因此一旦明确是这种化学物质烧伤，无论伤口多大都必须前往医院治疗，以避免严重后果。

磷：白磷和红磷燃点都不高，因此如果有这些物质附着在皮肤上，一旦暴露于空气中容易再次着火造成伤害加深，所以磷烧伤的时候，要用湿毛巾覆盖烧伤部位以隔绝空气。

电：电烧伤的早期急救与其他类型烧伤存在显著区别。一旦出现电烧伤，首先应该切断电源，而不是直接去救治伤员，因为人体是电的良好导体，如果在没有切断电源的情况下贸然施救，施救者自己也存在被电烧伤的风险。当切断电源后，要立刻检查伤员的呼吸心跳，如果心脏骤停了则应按心肺复苏规范方法进行急救。当心跳呼吸恢复后，必须立即前往医院治疗，因为电烧伤后表面伤口可能不大甚至没有，但会导致深层组织的损伤。

2. 每个地区、家庭都有属于自己的"偏方"——老鼠油、酱油、大酱、牙膏、京万红……这些都是严重错误的方案。涂抹这些东西会造成伤口疼痛加重甚至增加感染风险，影响医生的判断，甚至可能导致治疗延误。临床曾经有过一个案例，一个孩子因为错误的"偏方"治疗，导致伤后一年伤口还没愈合，十分令人心痛。

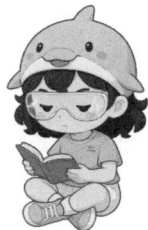

第三篇

棒棒的身体，棒棒的我

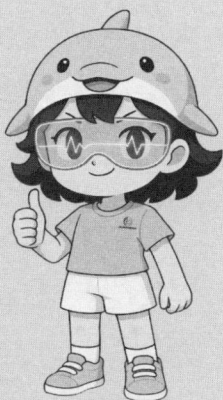

好好洗手，医院少跑

四月，正是春风和煦、阳光明媚的季节，太适合露营啦！小华和他的好朋友们一起去公园玩，搭帐篷、踢球、玩飞盘，大汗淋漓，肚子也饿啦。家长们准备了一大堆好吃好喝的，小华看得两眼放光，拿起一颗草莓正准备放到嘴里，小华妈妈立即制止了他，说要带着他先找个洗手池，洗完手才能吃东西，小华心想：我不是已经用免洗液洗过手了吗，为什么还要再洗手呢？他的心里升起了个大大的问号。

什么叫手卫生？

大家都知道洗手很重要，洗手的方法也很多，可以使用的产品也是五花八门，那怎样洗手才是对的呢？我们先来看看，我们平时说的洗手到底是什么意思，它和我们今天要讨论的"手卫生"是一样的吗？

手卫生：洗手、卫生手消毒和外科手消毒的总称。

洗手：指用肥皂、皂液和流动水洗手，去除手部皮肤污垢、碎屑和部分致病菌的过程。

卫生手消毒：指使用速干手消毒剂揉搓双手，以减少手部暂居菌的过程。

外科手消毒：指医务人员在外科手术前用肥皂（液）或抗菌皂（液）和流动水洗手，再用手消毒剂清除或杀灭手部暂居菌、常居菌的过程。

我们平时常说的洗手，其实指的是两个概念：洗手和卫生手消毒。使用免洗液擦拭双手只能起到消毒的作用，并不能去除我们手上的污垢和碎屑等脏东西哦。

为什么要做好手卫生？

我们从小就知道，手上有细菌，吃下去会生病，所以吃东西前要洗手[1]。人手不是无菌状态，手上细菌可分为两大类：常居菌和暂居菌。

常居菌：能从大部分人体皮肤上分离出来的微生物，是皮肤上持久的固有寄居菌，不易被机械摩擦清除。如凝固酶阴性葡萄球菌、棒状杆菌属、丙酸菌属、不动杆菌属等。一般情况下这类细菌不会让我们生病。

暂居菌：寄居在皮肤表层，常规洗手容易被清除的微生物。与常居菌不同，暂居菌是生活在外部环境中的，当我们接触被污染的物体表面，它们就暂时附着在我们的手上。一有机会就可能进入我们的身体，引起感染。最常见的暂居菌有葡萄球菌、沙门菌、志贺菌（痢疾杆菌）和链球菌等。双手是主要的暂居菌传播途径，其次是污水和食物等。暂居菌最容易引起胃肠炎和皮肤感染等疾病。

细菌和病毒都是"隐形怪兽"，虽然肉眼看不见它们，但是我们的手每天会摸到的手机、键盘、门把手、遥控器、开关、宠物……各种地方可能藏着几十万个"它们"！如果这时候你用摸过这些东西的手揉眼睛、抠鼻子、啃指甲、吃东西，那么怪兽就像是搭上了顺风车一样直接进入身体！而在这些隐形怪兽当中，有些会让你拉肚子、感冒，比如流感病毒（发烧咳嗽）、诺如病毒（上吐下泻）都靠这招传播。还有些怪兽会让你长痘痘、皮肤红肿化脓等等。

手卫生是个人健康的第一道防线，也是成本最低的公共卫生干预措施。清洁干净的双手不但能够保障自身健康，提高生活质量，还能减少病原体在人与人交往中的传播。有数据表明，正确的手卫生可以降低30%的胃肠道感染风险和20%的呼吸道感染风险。

正确的手卫生

手卫生是一种简单有效的卫生行为，通过一个简单动作实现多重防护，它在预防疾病、保护个人健康、促进公共卫生等方面具有极其重要的意义。我们应该养成良好的洗手习惯，随时随地保持手部清洁，为个人健康和社会公共卫生贡献力量。让我们一起来学习什么是正确的手卫生，首先我们应该选在正确的时机进行，其次选用正确的手卫生用品，按照正确的方法进行手卫生,才能达到真正清洁双手的目的。

正确的手卫生时机

"干饭人"必备:吃饭前、零食前、帮妈妈做饭前后。

"有味道"时刻:上厕所后、倒垃圾后、撸完宠物。

"社交达人"注意:打完球、挤完地铁、去超市买完东西、摸过公共物品(比如共享单车、学校饮水机等)。

"自保时刻":咳嗽/打喷嚏用手捂嘴后,去商场、游乐场、体育馆、电影院等人群聚集处后,去医院接触患者前、后,离开医院后。

正确的手卫生用品

常用于手卫生与手消毒的设施设备,包括洗手池、水龙头、流动水、洗手液(肥皂)、干手用品、手消毒剂等。

手消毒剂:应用于手消毒的化学制剂。

速干手消毒剂:含有60%以上的醇类和护肤成分的手消毒剂。

正确的洗手方法

在流动水下,淋湿双手。

取适量洗手液(肥皂),均匀涂抹至整个掌、背、指和缝。

六步洗手法(见图3-1),认真揉搓双手至少15秒,注意清洗双手所有皮肤,包括指背、指尖和指缝。具体揉搓步骤不分先后。

① 手心相对,手指并拢,相互揉搓。

② 手心对手背,沿指缝相互揉搓,两手互换。

③ 手心相对,双手交叉,指缝相互揉搓。

④ 弯曲手指使关节在另一手心旋转揉搓，两手互换。

⑤ 右手握住左大拇指旋转揉搓，两手互换。

⑥ 将五个手指尖并拢放在另一手心旋转揉搓，两手互换。

在流动水下彻底冲净双手，擦干，取适量护手液护肤。

宜使用纸巾擦干。

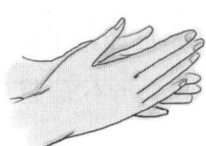

① 手心对手心揉搓　　② 手心对手背沿指缝揉搓　　③ 手指交错对揉搓

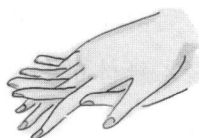

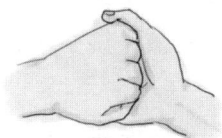

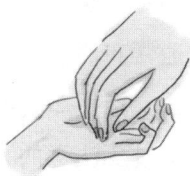

④ 两手互握搓指背　　⑤ 拇指在手心转揉搓　　⑥ 指尖立对手心揉搓

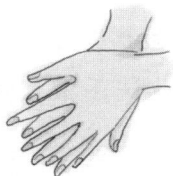

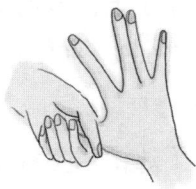

图 3-1　六步洗手法

手卫生的误区

只用"清水洗手"，不用肥皂或洗手液

单用清水洗手并不能有效去除手部污垢，并且洗完仍会有

大量微生物停留在手上，并不能达到我们清洁双手的目的！

用"盆水"洗手

非流动的水是细菌滋生的温床，手容易被盆里的水污染，同时手上的细菌和病毒也无法被冲洗干净，所以一定要选用流动水加肥皂或洗手液哦！

洗手液用得越多，手就洗得越干净

大量洗手液在手上反复揉搓容易损伤皮肤，反而给了病原体侵入身体的机会，因此洗手液使用要适量，并不是越多越好。

免洗洗手液就是万能洗手液

免洗洗手液（速干消毒液）什么时候都适用吗？回答肯定是"NO"，免洗液通常是在手上没有明显的污垢时才会作为首选。通常我们会选酒精含量 60%~80% 的速干消毒液，挤一枚硬币大小，搓手 20 秒直到干透！

不过要注意的是：由于速干消毒液里面含有较高的酒精浓度，而酒精本身容易引起燃烧，因此应避免在明火旁使用，比如厨房内等；并且免洗液使用太频繁会导致双手皮肤干裂，可同时随身带支护手霜。

戴手套能代替手卫生

即使戴了手套也不意味着双手不会被细菌污染哦。有研究表明戴了手套的手和裸手被细菌污染的几率是同样高的。因此佩戴手套后要及时摘除并进行手卫生。

写给孩子

其实啊，只有在正确的时机使用了正确的洗手用品，并且采取了正确的洗手方式，才能起到保护我们的身体、避免外来微生物侵袭的作用哦！为了把双手洗干净，让我们牢记"六步洗手法"，让细菌病毒远离我们，和小伙伴们一起健康地玩耍吧！

写给家长

手卫生不但是日常生活的自觉行为，也是公共卫生干预措施的重要组成部分。对于儿童和青少年来说，养成良好的手卫生习惯尤为重要，不单是个人素质的表现，也体现出对他人健康的尊重。让家长和学校一起行动起来，帮助孩子养成手卫生习惯吧！首先要以身作则：家长自己要养成良好的手卫生习惯，孩子会模仿大人的行为。还要在关键时刻提醒孩子洗手，帮助他们逐渐形成习惯。在家中设置方便使用的洗手设施和消毒剂，确保孩子随时可以洗手。经常借机向孩子解释洗手的重要性，鼓励他们主动洗手。

妈妈耐心地跟小华解释了正确手卫生的重要性，小华和妈妈一起使用皂液在流动水下实践了规范的六步洗手法，这下，大家都可以健康安全地大快朵颐啦！

拓展知识

1. 我们可以通过一个家庭小实验来验证洗手的重要性。那就是：用培养皿展示洗手前后的细菌菌落数对比。

第一步：将三个灭过菌，装有培养基的培养皿底部分别贴上相应的标签：洗手前、洗手后、空白对照。

第二步：把培养皿盖打开，将五个指尖在贴有洗手前标签的培养基上蘸一下。

第三步：在请同一人用洗手液将手洗干净，然后将五个指尖在贴有洗手后标签的培养基上蘸一下。

第四步：将三个培养皿放入37℃的恒温培养箱中培养一天后观察结果。

第五步：用肉眼和放大镜记录培养箱中细菌的菌落数。

预判结果：洗手前的培养皿中细菌数量多，洗手后的培养皿中细菌数量少，空白对照组没有菌落。

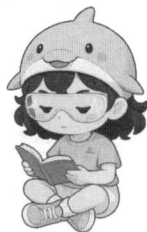

定制专属你的"好身材"食谱

莹莹和阳阳是好朋友，也是同学和邻居。每天莹莹奶奶和阳阳爷爷会接送这对宝贝上下学。这天回家路上，莹莹奶奶愁容满面："我们家莹莹吃得可好了，可一直瘦得像棵小豆芽，她爸爸心疼坏了，硬说是啥营养不良，要带她看看。瞧瞧你们家阳阳，肉嘟嘟的，看着就壮实，你们每天都怎么吃的呀？"阳阳爷爷却无奈地说："我们家吃得可真不多，但从小就比别的孩子胖。他妈妈这两天拿回来一张表，说他什么指数偏高，算肥胖了，要去看看医生……"

❯ 儿童体重是否健康，怎么判断？

儿童营养是儿童健康成长的重要基础。不同年龄、性别、身高的儿童，标准体重各不相同。胖、瘦也不是简单地看体型，单纯地比对体重来进行判断的。一般通过体质指数（body mass index，BMI）来对儿童体重健康进行评估，BMI = 体重（kg）/ [身高（m）]^2。讲到这，你也许会抢答：BMI？我知道！BMI ≥ 24 kg/m^2 是超重，BMI ≥ 28 kg/m^2 是肥胖！你只回答对了一半，这个指标是针对成人来设定的，相对于身高体重不断变化的儿童，成人身高通常不再生长，因此可以用一个固定的

BMI 数值来进行评判；但对于正在生长发育的儿童青少年来说，BMI 的"正常标准"是有一个非常复杂的标准来作为参照的。世界卫生组织和中国国家卫生健康委员会等组织部门均给出了儿童生长标准曲线图和数值表。

那怎么判断你的 BMI 是否"正常"呢？以世界卫生组织生长标准为例，我们来看一下表 3-1 和表 3-2。

首先让我们锁定年龄和性别，将 100 名不同胖瘦程度的小朋友根据 BMI 从低到高的顺序进行排列，最低的为第 1 名，最高的为第 100 名。如果某一位小朋友的 BMI 排名在第 50 位，则该名小朋友在当前身高下，胖瘦度均匀，即体重和身高匹配度标准；一般排名在第 15~85 位都属于正常；如果 BMI 排名在第 15 位甚至更低，则该名小朋友在当前身高下体重偏轻，有消瘦型营养不良的风险；如果 BMI 排名第 85 位甚至更高，则该名小朋友在当前身高下，体重开始超重；如果 BMI 排名第 95 位甚至更高，则该名小朋友在当前身高下，体重开始肥胖。**超重和肥胖都属于营养过剩型营养不良。**

正常孩子的营养来源是通过食物摄入的多样性保证。中国营养学会 2022 年发布的中国各年龄儿童平衡膳食宝塔，为孩子的健康均衡饮食提供了重要依据，为其体重健康奠定了良好基础。以学龄儿童为例，如图 3-2 至图 3-4 所示，平衡膳食宝塔包括 5 层，即谷薯类、蔬果类、肉禽水产蛋类、奶豆坚果类和油盐类。平衡膳食意味着每天的饮食需要覆盖这 5 层宝塔，并

表 3-1　5—19 岁女孩 BMI 数值表

年龄别 BMI（女孩）
5—19 岁（百分位）

世界卫生组织

年：月	月	L	M	S	百分位（BMI（kg/m²））										
					1st	3rd	5th	15th	25th	50th	75th	85th	95th	97th	99th
7：3	87	-1.2941	15.4593	0.10883	12.4	12.9	13.2	13.9	14.4	15.5	16.7	17.5	19.0	19.6	21.0
7：4	88	-1.3060	15.4798	0.10929	12.4	12.9	13.2	13.9	14.4	15.5	16.7	17.5	19.0	19.7	21.1
7：5	89	-1.3175	15.5014	0.10974	12.4	12.9	13.2	13.9	14.4	15.5	16.8	17.5	19.1	19.7	21.2
7：6	90	-1.3287	15.5240	0.11020	12.5	12.9	13.2	14.0	14.5	15.5	16.8	17.6	19.1	19.8	21.2
7：7	91	-1.3395	15.5476	0.11065	12.5	12.9	13.2	14.0	14.5	15.5	16.8	17.6	19.2	19.8	21.3
7：8	92	-1.3499	15.5723	0.11110	12.5	13.0	13.2	14.0	14.5	15.6	16.9	17.6	19.2	19.9	21.4
7：9	93	-1.3600	15.5979	0.11156	12.5	13.0	13.2	14.0	14.5	15.6	16.9	17.7	19.3	20.0	21.5
7：10	94	-1.3697	15.6246	0.11201	12.5	13.0	13.3	14.0	14.5	15.6	16.9	17.7	19.3	20.0	21.6
7：11	95	-1.3790	15.6523	0.11246	12.5	13.0	13.3	14.0	14.6	15.7	17.0	17.8	19.4	20.1	21.7
8：0	96	-1.3880	15.6810	0.11291	12.5	13.0	13.3	14.1	14.6	15.7	17.0	17.8	19.4	20.2	21.7
8：1	97	-1.3966	15.7107	0.11335	12.6	13.0	13.3	14.1	14.6	15.7	17.0	17.9	19.5	20.2	21.8
8：2	98	-1.4047	15.7415	0.11380	12.6	13.1	13.3	14.1	14.6	15.7	17.1	17.9	19.6	20.3	21.9

续 表

年:月	月	L	M	S	百分位 (BMI(kg/m²))										
					1st	3rd	5th	15th	25th	50th	75th	85th	95th	97th	99th
8:3	99	-1.412 5	15.773 2	0.114 24	12.6	13.1	13.4	14.1	14.7	15.8	17.1	18.0	19.6	20.4	22.0
8:4	100	-1.419 9	15.805 8	0.114 69	12.6	13.1	13.4	14.2	14.7	15.8	17.2	18.0	19.7	20.4	22.1
8:5	101	-1.427 0	15.839 4	0.115 13	12.6	13.1	13.4	14.2	14.7	15.8	17.2	18.1	19.8	20.5	22.2
8:6	102	-1.433 6	15.873 8	0.115 57	12.6	13.1	13.4	14.2	14.7	15.9	17.2	18.1	19.8	20.6	22.3
8:7	103	-1.439 8	15.909 0	0.116 01	12.7	13.2	13.4	14.2	14.8	15.9	17.3	18.2	19.9	20.7	22.4
8:8	104	-1.445 6	15.945 1	0.116 44	12.7	13.2	13.5	14.3	14.8	15.9	17.3	18.2	20.0	20.7	22.5
8:9	105	-1.451 1	15.981 8	0.116 88	12.7	13.2	13.5	14.3	14.9	16.0	17.4	18.3	20.0	20.8	22.6
8:10	106	-1.456 1	16.019 4	0.117 31	12.7	13.2	13.5	14.3	14.9	16.0	17.4	18.3	20.1	20.9	22.7
8:11	107	-1.460 7	16.057 5	0.117 74	12.8	13.3	13.5	14.4	14.9	16.1	17.5	18.4	20.2	21.0	22.8
9:0	108	-1.465 0	16.096 4	0.118 16	12.8	13.3	13.6	14.4	14.9	16.1	17.5	18.4	20.2	21.1	22.9
9:1	109	-1.468 8	16.135 8	0.118 59	12.8	13.3	13.6	14.4	15.0	16.1	17.6	18.5	20.3	21.1	23.0
9:2	110	-1.472 3	16.175 9	0.119 01	12.8	13.3	13.6	14.4	15.0	16.2	17.6	18.5	20.4	21.2	23.1
9:3	111	-1.475 3	16.216 6	0.119 43	12.8	13.4	13.6	14.5	15.0	16.2	17.7	18.6	20.5	21.3	23.2

世界卫生组织参考标准(2007)

表 3 - 2　5—19 岁男孩 BMI 数值表

年龄别 BMI（男孩）
5—19 岁（百分位）

世界卫生组织

年：月	月	L	M	S	百分位（BMI（kg/m²））										
					1st	3rd	5th	15th	25th	50th	75th	85th	95th	97th	99th
7：3	87	-1.304 0	15.540 7	0.091 76	12.9	13.3	13.5	14.2	14.6	15.5	16.6	17.2	18.4	18.9	20.0
7：4	88	-1.322 8	15.560 8	0.092 13	12.9	13.3	13.6	14.2	14.7	15.6	16.6	17.2	18.4	18.9	20.0
7：5	89	-1.317 5	15.501 4	0.109 74	12.4	12.9	13.2	13.9	14.4	15.5	16.8	17.5	19.1	19.7	21.2
7：6	90	-1.328 7	15.524 0	0.110 20	12.5	12.9	13.2	14.0	14.5	15.5	16.8	17.6	19.1	19.8	21.2
7：7	91	-1.377 6	15.623 7	0.093 27	12.9	13.4	13.6	14.3	14.7	15.6	16.7	17.3	18.6	19.1	20.2
7：8	92	-1.395 3	15.645 5	0.093 66	12.9	13.4	13.6	14.3	14.7	15.6	16.7	17.4	18.6	19.2	20.3
7：9	93	-1.412 6	15.667 7	0.094 06	12.9	13.4	13.6	14.3	14.7	15.7	16.7	17.4	18.7	19.2	20.4
7：10	94	-1.429 7	15.690 3	0.094 45	13.0	13.4	13.6	14.3	14.8	15.7	16.8	17.4	18.7	19.3	20.4
7：11	95	-1.446 4	15.713 3	0.094 86	13.0	13.4	13.7	14.3	14.8	15.7	16.8	17.5	18.8	19.3	20.5
8：0	96	-1.462 9	15.736 8	0.095 26	13.0	13.4	13.7	14.4	14.8	15.7	16.8	17.5	18.8	19.4	20.6
8：1	97	-1.479 0	15.760 6	0.095 67	13.0	13.4	13.7	14.4	14.8	15.8	16.9	17.5	18.9	19.4	20.6
8：2	98	-1.494 7	15.784 8	0.096 09	13.0	13.5	13.7	14.4	14.8	15.8	16.9	17.6	18.9	19.5	20.7

年：月	月	L	M	S	百分位（BMI（kg/m²））										
					1st	3rd	5th	15th	25th	50th	75th	85th	95th	97th	99th
8：3	99	-1.510 1	15.809 4	0.096 51	13.0	13.5	13.7	14.4	14.9	15.8	16.9	17.6	19.0	19.5	20.8
8：4	100	-1.525 2	15.834 4	0.096 93	13.0	13.5	13.7	14.4	14.9	15.8	17.0	17.7	19.0	19.6	20.9
8：5	101	-1.539 9	15.859 7	0.097 35	13.1	13.5	13.7	14.4	14.9	15.9	17.0	17.7	19.1	19.7	21.0
8：6	102	-1.554 2	15.885 5	0.097 78	13.1	13.5	13.8	14.5	14.9	15.9	17.0	17.7	19.1	19.7	21.0
8：7	103	-1.568 1	15.911 6	0.098 21	13.1	13.5	13.8	14.5	14.9	15.9	17.1	17.8	19.2	19.8	21.1
8：8	104	-1.581 7	15.938 1	0.098 64	13.1	13.5	13.8	14.5	15.0	15.9	17.1	17.8	19.2	19.9	21.2
8：9	105	-1.594 8	15.965 1	0.099 07	13.1	13.6	13.8	14.5	15.0	16.0	17.1	17.9	19.3	19.9	21.3
8：10	106	-1.607 6	15.992 5	0.099 51	13.1	13.6	13.8	14.5	15.0	16.0	17.2	17.9	19.3	20.0	21.4
8：11	107	-1.619 9	16.020 5	0.099 94	13.2	13.6	13.8	14.6	15.0	16.0	17.2	17.9	19.4	20.0	21.4
9：0	108	-1.631 8	16.049 0	0.100 38	13.2	13.6	13.9	14.6	15.1	16.0	17.2	18.0	19.5	20.1	21.5
9：1	109	-1.643 3	16.078 1	0.100 82	13.2	13.6	13.9	14.6	15.1	16.1	17.3	18.0	19.5	20.2	21.6
9：2	110	-1.654 4	16.107 8	0.101 26	13.2	13.7	13.9	14.6	15.1	16.1	17.3	18.1	19.6	20.2	21.7
9：3	111	-1.665 1	16.138 1	0.101 70	13.2	13.7	13.9	14.6	15.1	16.1	17.4	18.1	19.6	20.3	21.8

世界卫生组织参考标准（2007）

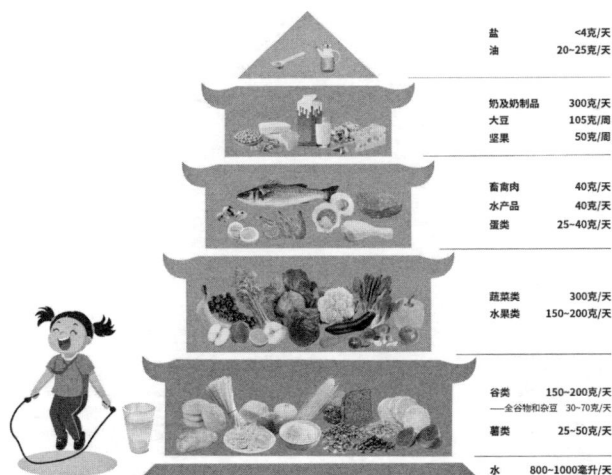

图 3－2 学龄儿童平衡膳食宝塔 6—10 岁（图片来源：https：//cnsoc. org/tool）

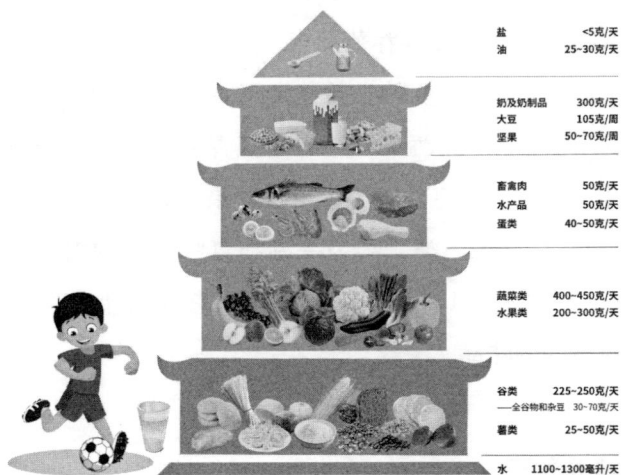

图 3－3 学龄儿童平衡膳食宝塔 11—13 岁（图片来源：https：//cnsoc. org/tool）

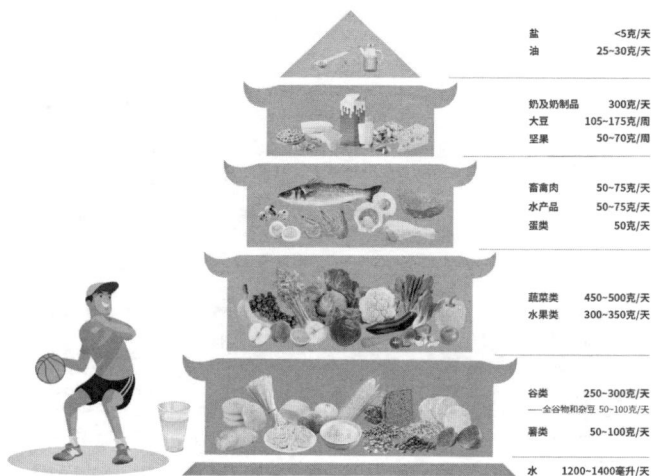

盐	<5克/天
油	25~30克/天
奶及奶制品	300克/天
大豆	105~175克/周
坚果	50~70克/周
畜禽肉	50~75克/天
水产品	50~75克/天
蛋类	50克/天
蔬菜类	450~500克/天
水果类	300~350克/天
谷类	250~300克/天
——全谷物和杂豆	50~100克/天
薯类	50~100克/天
水	1200~1400毫升/天

图 3-4 学龄青少年平衡膳食宝塔 14—17 岁（图片来源：https：//cnsoc.org/tool）

且各类食物的摄入量在推荐范围内。

举个例子：1 名 7 岁的学龄儿童需要每天吃 170 克谷物，约为 3 小碗米饭；300 克蔬菜，约为 1 把青菜、半个番茄再搭配 4 朵西蓝花；水果 180 克，约为 1 个小苹果或者 2 个小猕猴桃；40 克肉禽类和 40 克水产类，约为一副扑克牌大小的肉；还需要 1 个鸡蛋，2 杯牛奶，1 小把坚果；2 汤匙烹饪油和 1 茶勺盐，作为一日的烹饪调味品。

▶ 体重异常的危害

一般人都认为，只有太瘦的小朋友才是营养不良，但其实医学上对于 BMI 过小和过大的情况都诊断为"营养不良"。营养不良，即营养不好，主要包括营养低下（矮小、低体重、消瘦）和营养过剩（超重、肥胖）。广义的营养不良还包括微量营养素摄入不足等情况。

体重过轻甚至出现消瘦[1]，可能会导致容易疲劳、免疫力下降、反复生病感染、生长速度减缓等问题，是营养不良的表现。婴幼儿体重过轻造成的营养不良，从长期来看，可能会造成儿童智力和行为发育落后。此外，体重过轻还可能会伴随骨量下降、骨骼肌量不足等问题，与"茁壮成长"相距甚远。

当体重超重甚至出现肥胖，则可能会增加心脏病、高血压、2 型糖尿病、脂肪肝、痛风、睡眠呼吸暂停甚至部分癌症的患病风险。高血脂高血糖并不是成年人和老年人的专属，肥胖儿童的血糖血脂异常最早可能开始于 3 岁的幼儿期。青春期更是儿童肥胖并发症的高发时期。由于身体脂肪过量积累造成的体重过大，也会对儿童的骨骼肌和骨关节造成不同程度的损伤，进而造成日常活动不便。此外，肥胖儿童往往缺乏自信，容易出现情感障碍、社交障碍等诸多心理问题。

▶ 体重的影响因素

决定体重的因素包括父母基因和后天环境因素。父母体格偏瘦，孩子则容易较同龄儿童偏瘦；父母体格肥胖，孩子则容易出现肥胖问题。后天环境因素包括饮食和运动等因素在内的生活方式则长期塑造儿童体重健康。其中，能量适宜、结构均衡的饮食模式是儿童健康体重的重要基础和保障。

此外，疾病也是影响儿童体重的重要因素。由于生病造成的食欲差、胃肠功能紊乱等问题，会使儿童食量减少，营养吸收下降。同时疾病本身可能造成营养和能量消耗增多，通过饮食摄入的能量不能同时满足生长发育和疾病治疗需要。还有一些特殊药物则可能造成儿童继发性肥胖。

▶ 如何进行营养评估？

想要了解儿童体重健康状况和饮食健康情况，一定要到正规医院的营养科进行专业评估。你可能以为营养评估就是简单问问吃得怎么样，其实，正规科学的营养评估大有乾坤。

● 体格测量：身高、体重、血压、人体成分、骨密度等。

● 生化检验：血常规、肝肾功、微量元素、维生素等。

● 既往（疾病）史：先天性心脏病、炎症性肠病、贫血等。

● 膳食调查：膳食结构、总能量摄入、营养素、饮食行为等。

● 身体活动：日常活动、运动等。

● 家庭情况：家庭生活方式、看护人认知等。

体格测量直接表明儿童目前的体重健康情况。生化检验和既往（疾病）史则是影响儿童体重健康的重要因素，特别是特定疾病对于营养摄入、吸收和代谢的影响。膳食调查以及家庭情况则直接反映儿童的营养摄入情况以及家庭的生活方式和健康知信行。身体活动则主要反映儿童的能量消耗。

于是，莹莹和阳阳被家人带来营养门诊，营养评估主要结果如表 3－3 所示。

表 3－3　莹莹和阳阳的营养评估报告

	莹　莹	阳　阳
年龄	9 岁	8 岁
性别	女	男
身高	135 cm	132 cm
体重	26 kg	35 kg
BMI	13.7 kg/m² (P6)	20.1 kg/m² (P98)
生化检验	血红蛋白稍低	尿酸稍高
既往（疾病）史	无特殊	无特殊
膳食调查	详见表 3－4	详见表 3－5
身体活动	在校体育课，每天步行上下学	在校体育课，每天步行上下学
家庭情况	父母期望孩子体重能够增加	父母期望孩子能够减肥

对照之前提到的儿童生长标准曲线图和数值表，莹莹属于消瘦型营养不良（BMI P6），而阳阳属于肥胖（BMI P98）。

营养评估中最具特色、最能反映儿童营养摄入，也最容易被儿童看护人忽视的一项内容就是**膳食调查**。通常，这项工作由具有资质和丰富经验的注册营养师完成。儿童看护人或者儿童青少年本人在营养师的询问和提醒下，回忆 24 小时内吃过的食物、喝过的饮品，或者将提前做好的饮食记录带到营养门诊由营养师进行分析。表 3－4、表 3－5 分别是阳阳和莹莹的一日饮食情况。

表 3－4　阳阳的 1 日饮食记录

餐　次	食物和份量
早餐	1 个茶叶蛋，1 根油条，1 杯豆浆（含糖）
上午加餐	无
午餐	学校盒饭（1 份米饭，4 块咖喱土豆鸡，1 个红烧肉圆，1 份炒花菜，1 份炒豆芽）（总体完成 1/2）
下午加餐	1 袋虾条，1 瓶橙汁（放学后）
晚餐	3 个三文鱼寿司，1 个菠萝包，5 个红烧鸡翅，1 盘蔬菜沙拉
晚上加餐	3 块西瓜，5 个樱桃

表 3 - 5   莹莹的 1 日饮食记录

餐　次	食物和份量
早餐	1 个煎蛋，1 个小肉包
上午加餐	无
午餐	学校盒饭（1 份米饭，4 块咖喱土豆鸡，1 个红烧肉圆，1 份炒花菜，1 份炒豆芽）（总体完成 1/3）
下午加餐	1 个小烧麦（放学后）
晚餐	1 碗小米粥，3 只盐水虾，2 块红烧牛肉
晚上加餐	1 个小猕猴桃

对照前文的中国学龄儿童平衡膳食宝塔，我们发现莹莹和阳阳的饮食都不理想，均衡度不佳，都存在吃蔬菜和奶制品不足的问题。莹莹总体食量偏少，特别是主食不足。阳阳总体能量摄入过量，零食饮料偏多，餐食中烹饪油使用过量。此外，阳阳还有吃饭快的问题，常常 5 分钟炫完一顿饭。

营养医生和营养师通过营养综合评估结果，对儿童家庭进行营养健康教育，指出日常膳食中的问题，例如哪些饮食行为和食物摄入不足造成了消瘦儿童的营养摄入不足、哪些食物是肥胖儿童的"雷区"，并制定个体化的营养处方，包括能量推荐摄入量、饮食结构调整（可能会给出示例食谱）、烹饪方法优化、必要的营养制剂使用等。此外，儿童看护人需定期接受门诊随访，确保营养处方执行和调整更新。

健康体重，如何维持？

健康饮食

均衡饮食是儿童健康体重的基础，也是改善体重过轻/消瘦、超重/肥胖的首要方法。还是以莹莹和阳阳为例，表3－6是他们的优化饮食方案。由于莹莹体格消瘦，营养医生和营养师建议逐步增加食量，特别是主食和奶制品以及蔬菜的摄入。针对阳阳的肥胖问题，营养医生和营养师建议首先学会细嚼慢咽，吃饭时间控制在一餐20分钟，同时管理每日总热量摄入，不吃高热量零食饮料，清淡烹饪，增加蔬菜和奶制品摄入。

表3－6 阳阳的饮食优化方案

餐　次	食物和份量
早餐	1个茶叶蛋，1厚片全麦面包，1杯豆浆（无糖）或者牛奶
上午加餐	无
午餐	学校盒饭（1份米饭，4块咖喱土豆鸡，1个红烧肉圆，1份炒花菜，1份炒豆芽）（总体完成2/3）
下午加餐	1小瓶牛奶，1小盒蓝莓（放学后）

餐　次	食物和份量
晚餐	1 碗糙米饭，4 个清炖鸡块，1 盘蔬菜沙拉（少量油醋汁）
晚上加餐	无

表 3-7　莹莹的饮食优化方案

餐　次	食物和份量
早餐	1 个煎蛋，1 个小肉包，1 小段玉米，1 杯牛奶
上午加餐	无
午餐	学校盒饭（1 份米饭，4 块咖喱土豆鸡，1 个红烧肉圆，1 份炒花菜，1 份炒豆芽）（总体完成 2/3）
下午加餐	1 小盒蓝莓或者 1 小袋原味坚果（放学后）
晚餐	1 碗小米粥，1 个花卷，3 只盐水虾，2 块红烧牛肉，1 盘炒蔬菜
晚上加餐	1 小瓶牛奶

　　针对不同的生活场景，营养医生和营养师都有妙招合理安排儿童膳食，实现体重健康。

居家

　　儿童看护人在食材采购时需要注意覆盖膳食宝塔各层食物大类，同时减少高热量、营养素单一的零食饮料采购，例如含糖饮料、果汁、薯片、各类油酥点心等。膳食宝塔中的各大类食物为儿童提供了多种营养素的食物来源，例如谷薯类提供碳水化合物和膳食纤维、蔬菜水果提供多种维生素和膳食纤维、肉蛋奶提供优质蛋白和钙铁锌等，在清淡烹饪的基础上可做到热量适宜，搭配均衡[2]。而高热量、营养素单一的零食饮料的不当摄入，例如餐前吃糖果薯片，可能会干扰体重轻、消瘦儿童的正餐食欲，还可能会继续加剧超重肥胖儿童的体重问题；餐后又吃了一块奶油蛋糕等，进而造成多种肥胖并发症出现。家庭成员共同进餐，每餐荤素搭配，主食充足，两餐之间合理安排儿童必要的食物补充，例如牛奶、新鲜水果等，有助于培养儿童良好的饮食习惯。

外食

亲友聚会等社交活动，难免会在外就餐。儿童看护人需要学会合理点餐，餐桌上需要有一半菜肴为蔬菜或者荤素搭配，大部分的菜肴清淡烹饪，例如清炒、清蒸等，可以酌情安排具有特色风味烹饪的菜肴，例如红烧、油煎等做法的菜肴。同时，尽量不安排果汁、碳酸饮料等含糖饮料，推荐安排水果气泡水、淡茶、水果茶等少糖或者无糖饮品。餐前、餐后尽量减少安排油炸类小吃和甜食类点心。

节假日

寒暑假等长假期间，儿童青少年作息容易不规律，这也往往成为饮食"失控"高发期。放假期间，满足大部分时间早睡早起依然是儿童假期健康生活的重要组成部分，同时也降低了不吃早饭、熬夜吃夜宵的可能。如有旅游等特殊活动，则可参考外食部分中的建议。此外，体验旅游当地美食文化时，儿童看护人需要学会甄别美食，少吃重油重盐重糖食物，大部分时候餐食依然要均衡多样化，结合清淡烹饪。

最后，体重健康离不开安全充足运动[3]、充足睡眠和定期监测体重。儿童看护人需要定期带儿童到门诊进行体检，监测儿童体重变化，及时调整饮食方案。

写给孩子

油炸食品、碳酸饮料、雪糕奶茶，每一样都是诱人的，可以偶尔享受，但是千万不能沉迷其中，你们与大人不同，身体正在发育，均衡饮食提供的充足营养能为人生奠定最坚实的健康基础。你总说爸爸妈妈为啥不挑食，那是因为他们在买菜的时候就已经进行了一轮挑选，加入买菜、烹调的阵营吧！掌握自己的饮食，和爸爸妈妈一起争做营养健康达人，健康饮食，健康体重，快乐成长！

写给家长

家庭看护人是孩子的第一健康老师，儿童食育的第一责任人需要培养良好的生活方式，从备孕、孕期、儿童幼年时期开始。良好的食育为孩子一生的健康生活方式和茁壮成长打下良好基础。父母和其他儿童看护人在进行食材采购、家庭烹饪时，可以带孩子一起认识菜市场、认识超市、认识各类食品商店，学会认识各种食物、阅读营养标签，根据膳食宝塔推荐对不同大类食物的采购量酌情计划。回到家中，建议父母在安全前提下教会孩子简单的烹饪技能，包括清洗食材、简单切割处理、烹饪调味等，让孩子在游戏一样的快乐烹饪中获得食育。进餐过程中，鼓励家庭共同进餐，儿童看护人留心孩子对于餐桌上各菜肴的进食量，确保主食、蔬菜和荤菜都能有比较适宜的摄入，同时和孩子愉快交谈食物的营养价值和健康收益。有任何营养健康问题需咨询专业医务人员。

　　从营养门诊出来，莹莹和阳阳的爸爸妈妈把各自的优化饮食方案贴在了家里最显眼的位置上，家庭大会上所有家庭成员——溺爱、不忍心拒绝的爷爷奶奶，自我饮食管理也一塌糊涂的爸爸妈妈，每个人进行了"深刻的自我检讨"，大家都意识到孩子的营养不是孩子一个人的事情，而是每个人都要付出努力。从这天开始，莹莹和阳阳有了自己的小菜篮，他们分享着"买菜心得"、爸爸妈妈的饮食变化，并且约好下次营养门诊复查的时候比一比，看谁先拿到100分！

1. 低体重和消瘦是两种类型营养不良，低体重是在当下的年龄来看，体重偏轻；消瘦则是在当下身高来看，体重轻。

2. 食物红绿灯，如表3-8所示。家庭需要多多选择绿灯食物，有时选择黄灯食物，偶尔选择红灯食物，助力儿童均衡膳食和体重健康。

表3-8　儿童食物选择红绿灯标签

分类	优选（绿灯）食物	限量（黄灯）食物	不宜（红灯）食物
谷薯类	蒸煮烹饪、粗细搭配的杂米饭、红薯饭、杂粮面、意面等	精白米面类制品，如白米饭、白面条、白馒头、白面包、粉丝、年糕等	深加工糯米制品，如粽子等；高油烹饪类主食，如油条、炸薯条等；添加糖、奶油、黄油的点心，如奶油蛋糕、黄油面包、奶油爆米花等
蔬菜类	非淀粉类蔬菜，如叶类、花类、瓜茄类、果实类等蔬菜	部分根茎类蔬菜、淀粉类蔬菜，如土豆、芋艿和山药等蔬菜	高糖高油烹饪的蔬菜，如炸藕夹、油焖茄子等
水果类	绝大部分水果，如浆果类、核果类、瓜果类等	冬枣、山楂、部分热带水果如香蕉、榴莲、西瓜等	各类高糖分的罐头水果和果汁

续　表

分类	优选（绿灯）食物	限量（黄灯）食物	不宜（红灯）食物
畜禽类	畜类脂肪含量低的部位，如里脊、腿肉、腱子肉、血制品等；少脂禽类，如胸脯肉、去皮腿肉等	畜类脂肪相对高的部位，如牛排、小排、肩部肉、舌等；带皮禽类；较多油脂、精制糖、盐等烹饪的畜禽类菜肴；	畜类脂肪含量高的部位，如肥肉、五花肉、蹄膀、脑花、腩肉等；富含油脂的内脏，如大肠、肥鹅肝等；油炸、红烧等高油高盐高糖烹饪的畜禽
水产类	绝大部分清蒸和水煮河鲜和海鲜	较多油脂、精制糖、盐等烹饪的水产类菜肴，如煎带鱼、糖醋鱼等	蟹黄和（或）蟹膏等富含脂肪和胆固醇的河海鲜部位；油炸、红烧等高油高盐高糖等烹饪的水产
豆类	大豆和杂豆制品，豆腐、无糖豆浆、低盐豆腐干、低糖豆沙等	添加糖和脂肪含量相对高的豆制品，如腐竹、素鸡、豆沙馅等	高糖高油高盐加工的豆制品，如兰花豆、油豆腐、油面筋、咸豆腐等
蛋乳类	原味乳制品，如纯奶、无糖酸奶、低盐奶酪等，蒸煮加工的蛋类	含有少量调味添加的乳制品和蛋类制品，如含糖酸奶、咸奶酪、少油煎蛋等	含有大量添加糖、油脂加工的乳制品和蛋类制品，如复原乳、果味酸奶、炒蛋等
坚果类	原味坚果，无添加糖和盐	少量盐调味的坚果	大量盐、奶油、糖等调味的坚果制品

续　表

分类	优选（绿灯）食物	限量（黄灯）食物	不宜（红灯）食物
调味品类	各种植物油、醋、低钠盐和（或）酱油、天然植物香辛料等	含大量盐的调味品，如豆瓣酱、酱油等；含大量糖或淀粉的调味品，如果酱、甜面酱等；含大量饱和脂肪的调味品，如猪油等	盐、食糖、糖果；含大量反式脂肪的调味品，如人造奶油、起酥油等

3. 安全充足运动。

根据世界卫生组织推荐，学龄前儿童需要每天至少 180 分钟身体活动，其中至少 60 分钟中高等强度身体活动，且多多益善。久坐不动的屏幕时间不超过 1 小时，少则更佳；坐着时，鼓励与看护者一起阅读。

对于学龄儿童，推荐每天至少 1 小时中高等强度运动，以有氧运动为主。每周至少 3 天进行高强度有氧运动，以及增强骨骼和肌肉的运动，限制久坐时间，每天看电子屏幕时间不超过 2 小时。

例如，一名学龄儿童在完成每日 30~40 分钟体育课的基础上，需要在课外完成 20~30 分钟的体育运动。对于平时活动少的儿童、体重偏大甚至肥胖的儿童，需要循序渐进增加运动量。通过运动前热身、由专业体育老师指导和运动后拉伸放松等方式，确保运动安全。

各类运动的举例如表 3-9 所示。

表 3-9　学龄前和学龄儿童运动推荐

身体活动类型	学龄前儿童	学龄儿童	青少年
中等强度有氧活动	贴标签追逐游戏 操场上玩耍 骑单车 跑步、跳绳、游泳、体操	快走、骑单车 徒步、骑代步车 棒球、软球	快走、骑单车 徒步、游泳 棒球、软球 除草机
高等强度有氧活动	贴标签追逐游戏 操场上玩耍 骑单车 跑步、跳绳、游泳、体操	跑步、骑单车 跳绳、追逐跑 越野滑雪 篮球、足球、游泳、网球、武术、高强度舞蹈	跑步、骑单车 追逐跑、跳绳 越野滑雪 篮球、足球、游泳、网球、武术、高强度舞蹈
肌肉强化活动	拔河 器械攀爬 体操	拔河 自重或弹力带训练 器械攀爬 一些类型瑜伽	拔河 自重或弹力带训练 器械攀爬 一些类型瑜伽
骨骼强化活动	立定跳、跳跃活动 跳绳、跑步、体操	立定跳、跳跃活动 跳绳、跑步 包含跳跃或急速变向的运动	跳绳 跑步 包含跳跃或急速变向的运动

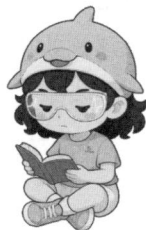

掌控睡眠的"魔法"，你会吗？

> 凌晨 1 点，小曼的手指还在手机屏幕上飞快滑动——抖音视频一个接一个，游戏好友在线催他开黑，作业还摊在桌上没写完……第二天数学课上，老师的讲解像催眠曲，小曼的眼皮疯狂打架，脑袋昏沉得像灌了铅。更可怕的是，明明很困，晚上躺床上他却翻来覆去睡不着，脑子里像开了弹幕："明天考试怎么办？""朋友今天那句话什么意思？"……

▶ 什么是正常的睡眠？

这不是小曼一个人的战斗。全国超过 60% 的青少年正在经历同样的煎熬。今天我们就来拆解这个"熬夜怪圈"，告诉你为什么越熬越累，以及如何科学"自救"。

首先，我们来看看，什么是"正常"的睡眠。儿童的睡眠具有非常大的个体差异，图 3-5 为美国睡眠基金会推荐的各年龄段人群标准睡眠时间，黑色部分是推荐的睡眠时间。

根据中国教育部办公厅发布的要求：小学生每天睡眠时间应达到 10 小时，初中生应达到 9 小时，高中生应达到 8 小时。小学生就寝时间一般不晚于 21：20；初中生一般不晚于 22：00；高中生一般不晚于 23：00。

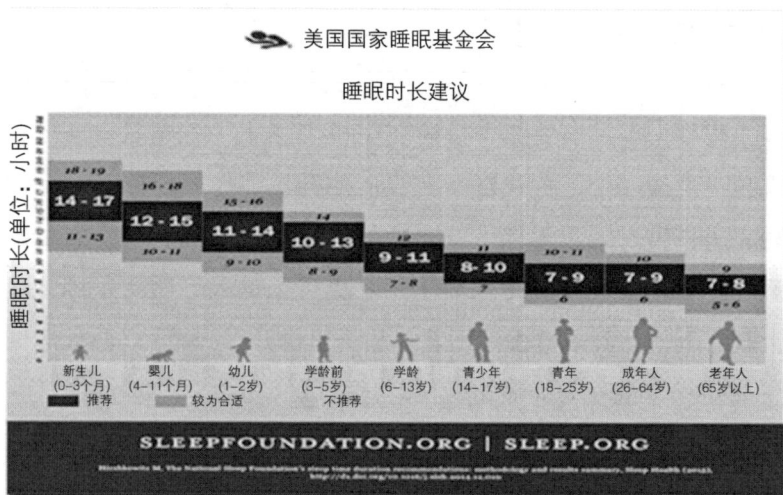

图3-5　美国国家睡眠基金会推荐各年龄段人群标准睡眠时间

　　"睡眠"不是一个单一不变的过程，每个晚上我们会经历
4~6个90分钟左右的睡眠周期，每个周期都像坐过山车一样，
从浅睡（迷糊期）滑入深睡（身体修复期），最后到达REM快
速眼动睡眠[1]（大脑整理记忆的"做梦站"）。而控制这场旅行
时间的生物钟——睡眠节律，就像你体内的隐形闹钟，受光线
和作息影响。如果每天固定时间入睡起床，这个闹钟会越来越
准，让你白天精神饱满，晚上顺利进入深度修复模式。

▶ 揪出偷走睡眠的"四大元凶"

　　1.手机——最甜蜜的陷阱：你以为刷15分钟短视频就能

睡？其实每个视频都在给你的大脑注射"多巴胺兴奋剂"。更可怕的是，算法专门推荐你爱看的内容，就像有个看不见的手在说："再看一个！就一个！"……睡前玩手机1小时，入睡时间平均延迟42分钟。如果你在关灯后玩手机，屏幕亮度相当于在眼前晃手电筒！对于大脑的刺激可想而知！

2. 拖延症——作业 VS 睡眠："先玩会儿再写作业"→"玩过头了只能熬夜补"→第二天上课犯困效率更低→继续熬夜……这个死循环有个专业名称叫报复性熬夜。其实不是你不努力，而是大脑在抗议："我需要休息！"

3. 情绪黑洞——青春期的烦恼：暗恋对象的态度、朋友圈点赞数、考试排名……这些烦恼在夜深人静时会被无限放大。有个比喻很贴切：睡眠就像手机充电，带着满脑子心事睡觉，等于边充电边玩游戏——根本充不满！

4. 养生误区——这些操作其实在帮倒忙："喝奶茶提神"：一杯奶茶≈3罐红牛的咖啡因，会让你半夜心跳加速；"白天补觉就行"：周末睡到下午只会让生物钟更乱，周一更痛苦；"数羊助眠"：数到1000只羊还睡不着？因为数数会让大脑更活跃！

❯ 睡眠异常的危害

当你的睡眠出现问题时，其实是你的身体正在发出求救信号！——你身体里的"睡眠工厂"罢工了。想象你体内有个24

小时工作的"睡眠工厂"，它会在天黑后悄悄生产一种叫褪黑素的睡眠激素。但当你熬夜刷手机时，屏幕的蓝光就像突然打开的探照灯，让工厂工人吓得停工——这就是为什么越玩手机越清醒！曾经有个初中生，连续半年凌晨 2 点偷偷打游戏，白天上课秒睡，甚至站着都能打瞌睡。检查发现他的褪黑素分泌比正常值低 40%，医生说："你的身体以为活在北极极昼里！"

熬夜的结果不是只有"困"这么简单，它还会偷走你的"超能力"。

1. 长高机会被"截胡"：晚上 11 点到凌晨 1 点是生长激素的"黄金生产期"，这时还在熬夜，相当于把长高机会扔进垃圾桶。研究表明，长期缺觉的青少年可能比同龄人矮 2~3 厘米。

2. 大脑变成"漏勺"：睡眠就像给大脑做"内存整理"。当你睡眠不足时，海马体（记忆存储区）会萎缩，背 100 个单词忘 80 个，考试时明明复习过却想不起来。

3. 情绪坐上"过山车"：缺觉会让大脑的"情绪警报器"（杏仁核）过度敏感。你可能因为朋友没回消息就胡思乱想，或者突然对家人发脾气——这不是性格问题，可能是睡眠不足在作怪！

▶ 青少年专属睡眠拯救计划

阶段一：打造你的"睡眠充电站"

1. 睡前 1 小时启动"飞行模式"：把手机放在客厅充电，

怕错过消息？试试智能手表仅保留来电提醒。用这些事替代刷手机：整理第二天书包——减少焦虑；写三件今天开心的小事——提升幸福感；做 5 分钟拉伸操——释放压力。

2. 营造洞穴式环境：遮光窗帘+眼罩，让房间暗得像山洞；空调设 25℃，被子不要太厚，因为凉爽环境有助于睡眠；白噪音 APP 播放雨声/海浪声，屏蔽外界噪声。

阶段二：调整你的"身体时钟"

1. 周末赖床不超过 1 小时：通常人们总是认为工作日睡不够，可以通过周末暴睡补回来。但事实上，周末暴睡会进一步打乱生物节律，妨碍身体生理节奏的正常运行，导致"社交时差"。这种情况下，每次倒一个小时的时差需要调整一整天，而产生的影响可以持续长达 3 天之久，造成白天嗜睡，学习效率不佳，以及情绪紊乱，冲动多动。试着这样做：平时 7 点起床→周末最晚 8 点起；中午补觉 25 分钟，但是一定要记得定闹钟！因为超过时间会进入深睡眠更难醒哦！

2. 吃出好睡眠：下午 4 点后别碰这些"睡眠杀手"：戒奶茶/可乐（咖啡因）；戒辣条/薯片（消化不良影响睡眠）；睡前加餐可选：温牛奶、香蕉、全麦饼干。

阶段三：破解失眠焦虑的魔法

1. 478 呼吸法：用鼻子吸气 4 秒→憋气 7 秒→用嘴呼气 8 秒（像吹灭生日蜡烛）。重复 5 次，专注呼吸节奏，杂念会自动消失。

2."大脑清空术"：准备便签纸，把烦恼统统写下来："数学作业没写完""担心体育课测试"……写完揉成团扔进盒子，告诉自己："这些明天再处理！"

3. 如果还是睡不着：别硬躺着！起床读纸质书，但是记得不要开大灯，直到有困意再回床。记住：床只用来睡觉，不要在床上写作业/玩手机！

写给孩子

你可能觉得"熬夜是青春的特权"，但那些深夜刷手机、赶作业的时刻，其实在悄悄透支你的"未来账户"。今天，我想告诉你两个重要真相：规律睡眠不是枷锁，而是你逆袭的秘密武器；摆脱熬夜不需要超人意志，只需要科学策略。从今晚开始，你可以对着镜子说："我有能力掌控睡眠节奏。"当清晨的阳光照进房间时，你会听见身体在说："谢谢你，我感觉棒极了！"

最好的成长，从尊重身体的昼夜节律开始。

写给家长

当你发现孩子总是关着房门熬夜，或是清晨赖床叫不醒时，请先别急着责备。那些黑眼圈背后，可能是他/她正在经历一场"无声的战争"——与作业、手机、荷尔蒙变化，以及青春期特有的焦虑对抗。**切记理解比监督更重要**：熬夜玩手机不一定是贪玩，可能是孩子用这种方式在释放压力；周末补觉到中午也不代表懒惰，或许是生物钟已经混乱到无法自主调节。试着在晚餐时开启"不评判时间"，问问孩子："最近有没有什么事让你晚上睡不着？"也许您会听到意想不到的答案，比如考试焦虑、友谊困扰，甚至是对身体发育的担忧。**用行动代替说教**：与其反复唠叨"早点睡"，不如和孩子共同制定睡眠计划——全家晚上 10 点后把手机放在客厅"睡眠站"充电；周末一起晨跑或打羽毛球，运动产生的腺苷是天然助眠剂；准备助眠小物：在床头挂薰衣草香囊，把台灯换成 3 000 K 暖黄光。

同时要警惕这些危险信号，如果孩子出现以下情况，请及时就医：

- 连续一个月凌晨 3 点后才能入睡。
- 白天频繁突然睡着（可能是发作性睡病）。
- 睡觉时打鼾严重、呼吸暂停（超过 10 秒）。
- 因失眠产生自伤念头。

睡眠问题从来不是孩子的个人战役，而需要全家共同面对。从今晚开始，用行动告诉孩子："我们和你一起找回好睡眠。"

小曼忍痛卸载了视频软件，制定了严格的学习生活计划，并且拉着爸爸妈妈做监督，开始了"睡眠大改造计划"。开端有多痛苦，睡眠恢复后就有多快乐，更惊喜的是，在小曼的影响下，爸爸妈妈的睡眠质量也大大提升了！

健康小口诀

十点手机请拜拜，蓝光褪黑别使坏。
478 呼吸练起来，烦恼通通装进袋。
奶茶可乐下午戒，温牛奶加燕麦派。
周末赖床不过嗨，生物钟君要善待。
早起拉伸迎朝阳，夜夜安眠我最帅！

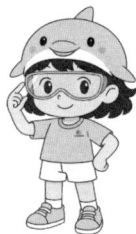

拓展知识

1. 梦魇和梦游：睡眠中可能遇到的两种特殊现象。梦魇（又称"睡眠瘫痪"）通常发生在快速眼动睡眠（REM 睡眠）阶段，此时大脑正在整理记忆并产生梦境，但身体肌肉处于"关闭"状态以防止动作反应。如果突然醒来，大脑意识已清醒而肌肉仍无法活动，就会产生"动弹不得"的恐惧感，可能伴随幻觉。这种现象与压力、作息紊乱相关，通过规律睡眠、放松心情可有效减少发生。

　　梦游则多发生于非快速眼动睡眠的深睡阶段，大脑运动控制区域异常活跃，导致身体无意识行动（如坐起、行走），但本人完全无记忆。它与遗传、睡眠不足或大脑发育阶段有关。若发现梦游，需确保环境安全，避免强行唤醒，日常保持稳定作息即可降低频率。

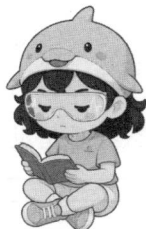

注意力才是学霸的"隐藏技能"

12 岁的小杰最近写作业时总是东张西望，明明半小时就能完成的作业却要拖到深夜……妈妈无论怎么催促、批评他都毫无改善，要不要去网上搜搜怎么回事？刚刚打开手机，她就刷起了短视频……闺蜜突然发来消息，妈妈又赶紧和她吐槽小杰："他就是懒！哎？我刚刚好像有个很重要的事要做……是啥来着？"小杰这边也很苦恼："哎……一到写作业我就觉得书桌脏了得擦，书皮破了得重新包，连窗外的鸟叫都那么动听……怎么我总是没办法集中注意力呢？"

▶ 注意力的神经生物学基础

数字化时代，青少年平均专注时间从 2000 年的 12 秒骤降至现在的 8 秒，比金鱼还少 1 秒——这种说法虽然不准确，却折射出当代社会对注意力危机的集体焦虑。当你盯着书本时，大脑就像在举办一场超级音乐会！最厉害的"指挥家"叫前额叶皮层（想象它在你额头后面），它有两个厉害的小助手。目标小队长（背外侧区）：专门帮你定计划，比如"今天数学作业要 1 小时内完成"；价值评估员（腹内侧区）：快速判断任务值不值得做，就像游戏里选择奖励关卡。别看这个区域只占大脑的

15%，它每天消耗的能量相当于你全身能量的 1/5！它还通过
400 万根"电话线"和大脑其他区域保持联系。

丘脑——你的智能信息过滤器：丘脑可不是普通门卫！它
有个叫网状核的智能系统，会像 Wi-Fi 信号一样发出 40 Hz 的
"伽马波"。比如你在奶茶店写作业时，可以自动屏蔽背景音乐
（就像给耳朵戴了降噪耳机），却能瞬间捕捉到店员喊"你的珍
珠奶茶好了！"这种超能力让你在嘈杂中也不会错过重要信息！

基底神经节——习惯制造工厂：这里就像大脑的"自动驾驶
模式"：练吉他到后期，手指会自动找到正确位置，但总刷短视频
也会形成"手指自动上滑"的条件反射。工厂里的"纹状体"通
过多巴胺（就像游戏奖励金币）帮你记住哪些行为值得重复。

大脑里还有三种神奇"燃料"，分别是：

多巴胺——启动小火箭：从大脑深处的"VTA 加油站"出
发，让你刚写作业时动力十足，就像游戏开局送的加速道具。
但它的能量会慢慢减少，所以开头 15 分钟最专注！

去甲肾上腺素——紧急警报器：由"蓝斑核警报站"控制，
考试紧张时会大量释放，就像手机同时开太多 App 会卡顿，这
时候反而容易分心。

谷氨酸——临时记忆白板：负责在你大脑里架起临时黑板，
比如心算"35×12"时，帮你暂时记住中间步骤的数字。

万事俱备，你才有可能获得这场超级音乐会的掌控权，奏
出和谐乐章。

注意力的三种形态

我们人类天生自带的三种超能力,它们是:集中性注意力、持续性注意力以及分配性注意力。

集中性注意力:集中性注意力呈现为激光聚焦模式,就像用手电筒照亮黑暗。解数学难题时,大脑会启动"额顶网络",让视觉区像放大镜一样锁定题目。研究发现:围棋高手用这招时,大脑活跃度是新手的三倍!

持续性注意力:持续性注意力呈现为耐力持久模式。我们的大脑里有对"续航搭档"——前额叶+扣带回组成的"警觉网络",就像手机电量的显示。研究发现,青少年连续看书 25 分钟,大脑供氧量会下降 19%!

分配性注意力:分配性注意力呈现为分身有术模式,像杂技演员同时抛接球。边听课边记笔记时,"前扣带回"和"基底节"会分工合作。专家老师的大脑耗能比新手少 40%,因为他们把基础动作变成了"自动技能"。

注意力认知的五大误区

大众注意力认知往往存在误区,以下五点需要强调。

1. "分心=意志力薄弱"是谬误。

人类大脑中存在一个古老的预警系统——**默认模式网络(DMN)**。当你在课堂上走神时,这个系统会异常活跃,其本质是进化遗留的生存机制。原始人在采集食物时，需要时刻扫描环境中的潜在危险（如灌木丛的异动）。现代人虽然不再面临野兽威胁，但 DMN 依然会本能地监测环境变化（如走廊脚步声、手机震动），这是大脑保护主体的生物本能。脑成像研究显示，青少年 DMN 的活跃度比成人高 40%，因为未成熟的前额叶难以持续抑制这种本能反应。分心时产生的愧疚感反而会加剧焦虑，形成恶性循环。例如，当学生因窗外鸟鸣分心，本质是听觉皮层对突发声源的正常响应，而非自制力缺陷。

2. 多任务处理神话破灭。

所谓"多任务处理"实则是快速切换任务的过程。麻省理工学院的实验揭示：当大脑从做数学题切换到回复微信时，前额叶需要 0.5 秒重新加载任务背景信息，这相当于每小时浪费 12 分钟认知资源。长期频繁切换任务者，其前额叶灰质密度会下降 12%（灰质是处理复杂思维的核心组织）。神经影像学显示，多任务时大脑的背侧注意网络与腹侧注意网络持续冲突，导致错误率提升 45%。例如，边背单词边刷短视频的学生，其记忆留存率仅为专注者的 1/4，因为工作记忆被碎片化信息反复覆盖。更危险的是，这种模式会重塑神经回路，使人逐渐丧失深度思考能力。

3. 电子产品有双面性。

电子屏幕对注意力的影响呈现显著的双刃剑效应。功能性近红外光谱技术（fNIRS）研究表明：适度玩策略类游戏可使视觉皮层神经突触密度增加 17%，提升空间注意力；但持续暴露于 15 秒短视频的信息流，会导致前额叶与海马体的功能连接减弱 31%。关键在于信息结构——碎片化内容迫使大脑每 6 秒就切换注意焦点，这与神经系统的自然节律（平均维持专注 90～120 分钟）严重冲突。例如，每天刷 2 小时短视频的青少年，在阅读纸质书时眼球扫视次数增加 3 倍/分钟，表现出典型的"信息过载应激反应"。

4. 营养补充剂存陷阱。

市场上售卖的"专注力神药"往往隐藏多重风险。比如，过量维生素 B6（常见于复合补充剂）可引发外周神经病变，出现手脚麻木；宣称含高浓度 Omega-3 的产品中，大部分未达到临床有效剂量；更严重的是，部分非法产品掺入中枢兴奋剂（如哌甲酯），可能诱发不良副作用。**因此，选择营养补充剂需慎之又慎！**

5. 医学诊断并非非黑即白。

注意缺陷多动障碍（ADHD）的诊断需符合严格标准：症状必须持续 6 个月以上，且在家庭、学校等≥2 个场景中显著影响功能。偶尔分心 ≠ 病理状态，家长切勿对号入座。真正的 ADHD 就像近视需要验光配镜，必须通过科学诊断获得"认知处方"。盲目贴标签或滥用药物，如同给未骨折的人打石膏——不仅无效，更会带来新的伤害。

科学提升专注力的实用指南

1. 视知觉训练：60%的注意力问题与视觉信息处理效率相关。视觉通道占大脑信息接收量的80%，视知觉训练能直接强化顶叶皮层与枕叶的神经连接，打造高效信息处理系统。

（1）动态追踪训练。

笔尖∞字法：手持笔尖在眼前40厘米处缓慢画横∞字（每分钟3圈），双眼紧盯笔尖，持续5分钟/次，每天2次。

科学依据：增强眼球平滑追踪能力，改善阅读时跳行、漏字问题。

（2）空间定位训练。

改良舒尔特方格：使用5×5数字矩阵（青少年版加入颜色、形状元素），要求按序点击并大声报数。初级阶段60秒完成，目标进阶至30秒内。

进阶技巧：将数字改为英文单词首字母，同步训练语言功能。研究显示，每天15分钟训练，6周后视觉搜索速度提升2.3倍。

2. 认知行为训练：通过结构化任务设计，刺激前额叶皮层多巴胺分泌，建立"专注-奖励"神经回路，能够重塑大脑工作模式。

（1）阶梯式时间管理法。

智能番茄钟：初始设置15分钟专注+5分钟休息，每完成3

个周期延长专注时间 5 分钟，最高不超过 45 分钟。休息时段需进行肢体活动（如深蹲、拉伸）。

（2）任务颗粒化技术。

采用三级分解法，将作业分解为：

① 主线任务（如数学试卷）；

② 子任务单元（每道大题）；

③ 微步骤（审题→列式→计算→检查）。

每完成微步骤即在清单打勾，触发多巴胺释放。

3. 神经-身体联动训练：体育运动促进大脑发育最核心的因素来自脑源性神经营养因子，在进行一定强度和持续时间的运动之后，大量存在于海马和负责高级认知功能的脑区的脑源性营养因子更加活跃，促进了大脑的发育。运动也可调节多巴胺、去甲肾上腺素、5 羟色胺等神经递质的水平，从而增强注意力。

（1）节律性运动。

推荐项目：跳绳（双摇跳）、划船机、台阶训练。

科学参数：每分钟 120～140 次动作频率（如跳绳双摇 60 次/分钟）。

（2）双侧协调运动。

推荐项目：

① 乒乓球正反手交替击球；

② 舞蹈中的交叉步训练；

③ 武术套路中的左右式转换。

（3）爆发性运动。

推荐方案：30 秒全力冲刺跑 + 90 秒慢走，重复 5 组。

写给孩子

当你为注意力不集中烦恼时，请记住：这不是你的"错"，而是大脑在发出"需要升级"的信号！就像打游戏需要技能点，专注力也能通过科学训练提升。

先找到你的"专属模式"——如果看视频学得更快，就把知识点画成漫画；如果听歌时更投入，可以边听轻音乐边背单词。用"番茄钟"挑战 25 分钟专注解锁新成就，课间玩"反重力乒乓"（边颠球边背公式），这些有趣的方法能让大脑在快乐中成长。

遇到分心时刻别自责，像科学家一样记录原因：是手机诱惑？还是题目太难？每次分析都是获得"经验值"的机会。12—18 岁是大脑改造黄金期，那些你觉得费力的训练，正像举哑铃锻炼肌肉一样，让注意力"神经肌肉"越来越强壮。从今天开始，你就是自己大脑的 CEO，用好这些科学工具，让专注力成为你最闪亮的超能力！

写给家长

作为父母，当孩子出现注意力问题时，首先要理解这并非"懒惰"或"叛逆"。大脑前额叶发育会持续到

25 岁，青少年的注意力系统本就处于建设期。你可以通过三个关键步骤给予支持：

第一，做科学观察者。记录孩子分心的具体场景：是文字阅读时跳行？数学计算频繁出错？还是抗干扰能力弱？这些细节能帮助医生精准定位问题根源。

第二，创建"专注友好"环境。避免在专注时段送水果、问问题，这些打断会使大脑重新进入状态多耗能 300%。建议设立家庭"静音时段"，所有人同步进入阅读或工作状态。电子设备管理可尝试"三小时提前断网"原则：睡前三小时关闭 Wi-Fi，减少蓝光对褪黑素的抑制。

第三，用对沟通方式。避免空洞的"你要专心"，而是通过具体反馈进行正向鼓励："刚才做数学时，你连续 25 分钟没有离开座位，比上周进步了 5 分钟！"

请记住，你不需要成为专家，只要用科学认知替代焦虑，用支持替代指责，孩子的改变就会悄然发生。

爸爸安抚了焦虑的妈妈，和小杰进行了一次"男人间的对话"，小杰把自己的困扰告诉了爸爸，才发现，不止自己，全家都或多或少陷于注意力无法集中的窘境。爸爸咨询了熟识的医生，制定了全面的"夺回注意力大作战"计划，相信，小杰一家都将重新掌控注意力的大权。

健康小口诀

一调光线二调椅，眼睛书本隔一臂，
番茄钟，叮叮叮，25 分钟像黄金，
跳绳打球练平衡，运动激活聪明筋，
舒尔特，扫数字，眼睛快过小仓鼠。
手机平板设结界，学习空间要纯粹，
深呼吸，数五秒，焦躁通通赶跑了，
每天进步一分钟，神经肌肉在长成，
口诀背熟行动起，专注超能属于你。

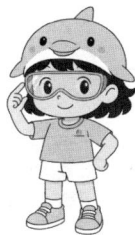

青春期，我们的身体在成长

哥哥安安今年 12 岁，最近开始长青春痘、蹿个子，似乎声音也不像从前那么稚嫩了。妹妹心心今年 10 岁，最近夏天衣服穿得少，开始发现乳房有些微微隆起。感受到身体变化的安安和心心，一方面欣喜于自己的成长，一方面也隐隐有些不安，不确定自己目前的身体变化是正常的青春期发育，还是可能存在发育异常的情况呢？

▶ 什么是青春期？

青春期是我们生长发育过程中的一个重要阶段，是个体从儿童向成人过渡的重要发展阶段，通常指从第二性征开始出现至生殖功能基本成熟的过程，一般发生在 8—18 岁。正确认识并理解青春期的生理变化特征，准确评估青春期健康状况，可以为我们青少年提供有效的支持和指导，帮助我们顺利度过青春期，稳步迈向健康的成年阶段。青春期的生理变化主要表现在第二性征和体格生长的变化，出现时间的早晚、速度的快慢等方面可能存在显著个人差异，就像我们多彩的青春一样。

▶ 青春期第二性征变化

第二性征变化是青春期的显著特征之一，那什么是"第二性征"呢？就是指男性睾丸和阴茎发育及首次遗精，女性乳房的发育和月经初潮等。包括男女性特征的发育和生殖系统的成熟。

男孩第二性征变化的特点

睾丸增大是男孩青春期启动的首个性发育标志。随后，阴茎开始增大，阴囊出现更多色素沉着，皱褶也逐渐明显，精子生成在睾丸中开始，随之而来的是首次遗精现象的出现。同时，在性激素水平的作用下，男孩会发现自己体毛生长、喉结增大、声音变得低沉；男性肌肉量增加、脂肪减少，体形逐渐呈现男性化特征。青春期的睾酮水平升高，还会促使皮脂腺分泌增加，导致青春期痤疮的出现。

然而，作为男孩青春期启动标志的睾丸增大，往往发生较为隐匿，男孩通常较难准确回忆睾丸开始增大的具体时间，自我的检测也往往不够准确，医生们一般通过标准的专科体检手法才能确定。

女孩第二性征变化的特点

乳房发育通常是女孩步入青春期最早开始出现的体征标志。随着卵巢的发育和雌激素水平的升高，子宫、阴道和外阴开始成熟，月经初潮通常在乳房发育后 2~3 年内出现，标志着生殖系统的逐渐成熟。女性第二性征的发展还包括阴毛和腋毛的生长。雌激素还促使皮下脂肪的沉积，特别是在乳房、臀部和大腿部位，使体形更具女性化特征。皮肤的油脂分泌也有所增加，可能导致青春期痤疮的出现。此外，青春期时骨盆会逐渐变宽，这是人体在为未来的生育功能做准备。

青春期体格生长变化

青春期[1] 也是体格生长的关键阶段，伴随着身体的快速变化和新陈代谢的加速。身高、体重的显著增长以及骨骼的快速发育共同构成了这一阶段体格生长变化的主要特点。

身高增长

青春期前的儿童通常以每年5~7厘米的速度增长，而进入青春期后，身高增长速度显著加快，出现"生长突增"。男孩的生长突增通常发生在13—14岁，每年身高可增加8~12厘米，直到17—18岁逐渐停止。女孩的生长突增则发生较早，通常在10—12岁时达到高峰，每年身高可增加7~10厘米，生长通常在15—16岁结束。

体重增加

随着骨骼、肌肉和脂肪的发育，青春期的体重增长与身高增长同步进行。体重的增加反映了我们的身体在青春期进行的大量代谢活动以及对营养的需求，也为性成熟和未来的生殖功能提供能量储备。青春期男孩的年体重增长通常在8~12千克，主要是由于肌肉质量的增加。特别是在生长突增后期，随着睾酮水平的升高，肌肉的体积和力量明显增强。男孩的脂肪组织相对减少，使体脂比例下降，体形更具男性化特征。青春期女孩的年体重增长一般在6~10千克。相比之下，女孩的体重增长更多来自脂肪组织的增加，这是雌激素作用的结果。脂肪的分布集中在乳房、臀部和大腿部位，帮助形成女性化的体形。虽然肌肉质量也有所增加，但女孩的体脂比例相对更高。

骨骼发育

骨骼发育是青春期体格生长的重要组成部分，表现为骨质沉积和骨骼延长。青春期的骨骼发育不仅促进身高增长，还决定了骨密度的积累和骨结构的成熟。随着青春期的进展，雌激素和睾酮还促进骨骼的矿化和骨密度的增加，帮助骨骼变得更强、更坚固。青春期积累的骨量占到成年骨量的 40%~60%，这一时期的骨骼发育对预防未来骨质疏松等骨骼疾病具有重要意义，对成年期的骨骼健康至关重要。

▶ 生活习惯对青春期发育的影响

青春期是身体发育的关键阶段，良好的生活习惯能促进健康发育，而不良的生活习惯则可能影响生长及发育状态。我们可以参考以下建议进行日常生活习惯的调整：

饮食：营养均衡、荤素搭配

吃是一门学问，并不是吃得越多越好，而是要重视荤素搭配，营养均衡！要做到三餐饮食合理，同时尽量避免或减少零食、饮料等不够健康的食品。

睡眠：早睡早起，良好作息

尽量保持早睡、早起的良好作息习惯，每天晚上九点半前上床睡觉。除保障睡眠时间以外，好的睡眠质量也十分重要。

睡前要保持愉悦心情、避免过于剧烈的游戏等活动。

运动：合理运动，拒绝肥胖

运动也要注意讲求科学，选择一些适合自己身体状况和体力的运动项目。并不是运动强度越大越好、时间越长越好，运动强度以自己能耐受的中等强度运动为主，时长以每天 30 分钟至 1 个小时左右为宜。

写给孩子

虽然青春期通常被定义为 10—19 岁，但不同个体之间的发育时间和方式可能存在显著差异。青春期的个体差异表现在身体发育、性成熟、认知能力等方面。我们中的有些人可能性发育较平均年龄稍提前，而另一些则存在体质性生长发育延迟，这些差异在一定范围内时可能是正常的个体发育差异化表现。我们在日常生活中，要做个有心人，关心和爱护自己的身体，坦然接受身体的变化。不要盲目进行所谓的"自测"、攀比，如果有对身体变化的困扰，及时和家长进行沟通。

写给家长

鉴于青春期生理变化的显著个体差异性，家长朋友们可以定期给孩子进行身高、体重测量，对于处于发育期的孩子，应及时关注性征的发育情况，及时发现一些可能存在异常的变化。做好和孩子的沟通和交流，当发现孩子短期内体重快速增长或第二性征发育明显加速等情况时，注意及时调整生活方式，不要盲从所谓的"偏方"、网红补品，甚至药物，必要时至儿童青少年内分泌专科门诊进行科学的评估。

爸爸妈妈觉察到了孩子们的变化和不安，针对安安和心心的困扰各准备了一份"青春期见面礼"。爸爸妈妈兵分两路，分别来到了兄妹俩的房间，送上礼物的同时，也进行了一番愉快的交谈。安安和心心两人心中的不安消除了大半，爸爸妈妈的理解和支持让他们更加坦然地面对身体发生的变化，也对未来充满了期待。

健康小口诀

吃好睡好运动好，身高体重勤对照。
健康成长没烦恼，医生指导更可靠。

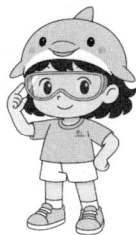

拓展知识

1. 青春期不仅是身体快速发育的阶段，也是心理发生显著变化的时期。由于激素水平波动、自我意识增强和社会角色转变，青春期常表现出以下心理特点：

（1）认知发展。

青春期是认知能力飞速发展的时期。根据皮亚杰的认知发展理论，青少年在此阶段进入了形式运算阶段，他们能够进行抽象思维、逻辑推理，并发展出自我反思、批判的能力。这种认知上的飞跃使青少年能够更深入地思考自我、他人及世界。

（2）情绪波动。

由于青春期激素水平的波动，青少年常常表现出情绪不稳定的特点。这一时期的青少年容易受到外界因素的影响，表现出情绪波动、冲动行为和情感的强烈体验与表达。同时，他们也在逐步发展情感控制和同理心，开始探索浪漫关系和亲密关系的可能性。

（3）人际关系。

随着青春期的认知和情感发展，青春期儿童在人际关系方面同时表现出亲子关系中反抗权威、挑战规则的行为，与父母关系逐渐从依赖走向独立，可能出现一定程度的疏远。这是他们在身份探索过程中正常的表现。在同伴关系中，青少年更重视同伴交往，寻求归属感和认同感。在情感需求方面，开始对异性产生好奇和兴趣，渴望与异性交往，开始探索性别角色关系。

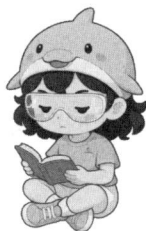

青春期，不要气！拥抱心事和"怪脾气"

12 岁的小琳最近多了很多心事，随着长大，她越来越多地注意到其他同伴的眼光；越来越有股自己说了算的冲动；越来越希望被当作一个"大人"看待。妈妈也觉得原本乖顺天真的孩子怎么多了许多小心思，会纠结每天的穿搭，会因为一些很小的事情就和自己生气，和朋友之间的相处中似乎也有越来越多的小事件让她挂心……该不会这就进入青春期了吧？

▶ 青春期是什么？

青春期是人类生命周期中的一个关键阶段，标志着个体从儿童发展成为成人的过渡期。这一时期通常从 10—13 岁开始，持续到 18—25 岁，但具体年龄范围可能因个体差异而有所不同。

青春期的重要性在于它涉及一系列深刻的生理、心理和社会角色的变化。生理上，我们开始面对身体的发育及变化、应对着各种激素分泌变化带来的生活波动；心理上，青春期是自我认同和自主性发展的关键时期，我们开始探索自己的身份、价值观和信仰，同时也经历情绪波动和心理调整。在社会角色方面，我们也开始正式地学习处理作为学生、子女、朋友、同学等身份的关系和责任，开始探索和好奇成年人的角色会是什么样的。

小曼的心事就都标志着她在逐渐地进入青春期的新世界。如果用一种关系来比喻我们进入青春期的感觉，那可能更像是刚出生的小象和自己鼻子的关系——身上出现一种重要但陌生的力量，但我们还不知道如何驾驭它。

不熟悉它时，你可能会不知道如何和爸爸妈妈相处，不知道如何面对对其他同学复杂的感觉，也可能会体验一些混乱和挫败。但这都是成长过程中会发生的阵痛，如果找到方法度过，我们就能发展出更成熟的自我，开始为自己负责、更自由而坚定地生活！

▶ 青春期会发生什么？

首先，你内心的声音会变得不同。

1."自我的召唤"越发强烈。

我们的心灵发展也像肢体一样，爬——站——走——跑，像上楼梯一样有不同的发展阶段。

心理学家埃里克森的社会心理发展理论[1]将人的心理发展分为 8 个阶段，每一个阶段都有主要发展任务。青春期是其中的第五个阶梯，一般从 10—13 岁开始，我们在这时开始发展一种叫"同一性"[2]的东西，那是一种"知道自己将会如何生活的感觉"。通俗地说，那常常包含"我是谁""我要如何生活""我要如何适应环境"这些问题。因此在青春期，你可能会发现自己开始思考与同伴的关系、与学校环境的关系、未来发展的方向、自己坚持的理念等等。这过程中也可能有自我怀疑、纠结、心烦的感觉。

2. 心情"过山车"跌宕起伏。

除了自我的声音扰动着我们的心情，青春期身体发育的阶段中，体内各种激素也大幅变化。血清素能有效维持情绪稳定，多巴胺掌管愉悦感与奖赏机制，甲状腺激素、性激素、生长激素等帮助我们发育及代谢。它们的变化也带动着内心情绪的起伏。进入青春期，我们可能会感受到情绪的强度飙高，一件小事都会让我们的心情受到扰动。每天的心情就像过山车，起起伏伏。

3. 注重自己的"形象管理"。

自我不只存在于对自身的关注中，也体现在我们对其他人的在意上。你也许会发现不知何时起，你很在意同学们对自己的评价，开始思考穿什么衣服、是否符合潮流，关注自己的身材是否好看、健美。这些也是青春期在向我们招手的信号。

发育本身也伴随着身体的变化，身形、声音都会不同于童年时期，而且每个人的发育速度也都各不相同。你很可能会开始一些比较，也可能会发展出自己管理形象的小妙招，但切记**美的标准各不相同，没有优劣**。重要的是找到自己认同的健康与自信。

同时，青春期的人际关系也发生了改变。

1. 焦点从家庭转向同辈群体。

你也许发现比起爸爸妈妈，朋友更能理解你的想法；比起和父母或兄弟姐妹一起玩，你更期盼到学校和同学们玩闹的时光。这就是进入青春期，我们的社交重点逐渐从家庭向外发展的过程。

"长大"也是需要备考练习的一道题目。在这个阶段，我们不仅需要知己的理解，也依靠友情来练习怎么处理亲近的人际关系。在这样的关系中，我们练习如何表达自己的情感，也练习如何考虑他人的观点。

我们也会期待友谊可以亲密、忠诚，可以在友情中分享。不过，亲密代表朋友间的了解与依赖，但不是无条件的妥协或没有边界的相处；忠诚代表对友谊的坚守不出卖，但不代表一味地与不合适的朋友维持关系；分享代表与朋友同甘共苦，但不是超出能力范围的牺牲和没有原则的认同。

2. 社交范围从个体变成团体。

渐渐地，你也许也会发现，身边可能会出现更多群体，友谊靠更多人来经营了。

相同爱好、相同活动圈都可能形成友谊圈，比如玩同一个游戏的小团队、同样爱好追星的小圈子等等。同一个群体中，不同的人会表现出不同的性格与处事方式。我们也得以在团体中去感受怎么表达自我、怎么管理自己与各个成员的距离、可以在团体中发挥什么样的作用或重要性。

我们不断在个体或团体的友谊中寻找自己的标准。

3. 对异性萌生好奇与距离。

随着性别特征的发展，在了解自身性别的同时，我们也会对异性或异性间的感情产生好奇。当你发现你不再那么习惯与异性朋友亲密、甚至更擅长结交同性朋友，当你会对学校里的八卦传言好奇或是害羞，请不要惊慌，这是件正常的事情。

如果有机会可以和成熟、值得信任的哥哥姐姐或父母讨论有关的话题，公开的讨论会帮助我们更坦然、更清晰地面对这些好奇。

对青春期的四大误区

我们也时常会对青春期有误解，比如下面四条。

1. 青春期＝叛逆期？

"青春期＝叛逆期"的传言由来已久，但真的是这样吗？事实上，并不是所有的青少年都符合我们对叛逆期的固有描述，叛逆也不是必须贯穿整个青春期。

从前面的叙述我们可以发现，青春期的我们萌生了更多自己的想法、意愿、需要，因此这是一个我们渴望独立又需要支持、渴望肯定也需要引导的特别时期。但相处方式的变化并不一定要通过激烈的冲突来实现。

当你发现自己希望自己做决定，甚至想反对一些父母的想法时，不必第一时间感到自责。在某种程度上，这是我们长大的信号，是我们探索自己的方式；但也请和爸爸妈妈一起讨论在什么范围内我们可以自己尝试做主、什么情况下我们需要支持和帮助。

2. 青春期，爸爸妈妈就应该听我的？

放手带来的不只是自由，也有责任。如果爸爸妈妈真的什么都不管，那对我们来说其实也会"压力山大"。

有时，规则和要求不是一件坏事，因为那代表父母对我们的在意和关心。但规则可以以不同的方式呈现。每个家庭都有自己相处的方式，而不同的父母也会形成自己的养育方式。来看看你的家庭是什么类型：

● 爸爸妈妈是否对你有较明确的规定和要求？

● 爸爸妈妈在制定这些规则时是否会听取你的意见、考虑你的要求？

● 他们是否会就自己的想法对你进行解释？

如果以上的标准里有哪些还需要爸爸妈妈改进，请告诉他们吧！长大是一个需要全家人一起适应的过程。如若矛盾迟迟无法解决，也许是家庭需要额外的帮助，也可能提示着家庭成员的心理状态不佳，请及时寻求专业的指导。

3. 心情如果不好，忍忍就好了？

试想一下，当你在玩捉迷藏时，你是否希望最终被人在一个意想不到的地方发现？

其实我们的心情也是一样，那是自我穿着不同的"马甲"在和我们玩捉迷藏，它可不想最终被遗忘在角落！

焦虑——我们需要更多的掌控感和稳定，试着做一些有利于目标的计划；

愤怒——我们需要通过合理的方式划定边界、表达观点，想一想什么触犯了你的底线；

抱怨——我们需要更多的关注和理解，找一个信得过的人吐槽一下吧；

害怕失去——我们感到对某些事物的在意，请用你的方式好好珍惜；

孤独——我们需要更多的重视、与外界的联结，向能给你安慰的人伸出手吧；

每一种心情都隐藏着它的谜底，学着发现它们，用上面的办法回应它们吧。

4. 青春期心情的波动全都是正常的现象？

我们每天的心情都像一条曲线，起起伏伏，会时不时地升高或降低，然后再回到中间。但当曲线长时间地停留在一极时（例如持续几周、几个月的心情低落或异常亢奋，或者伴随睡眠、食欲、体重的显著变化，甚至已经影响到日常的生活），就需要引起注意，及时到医院进行专业的评估。

在青春期，有时我们的难过低落也会以心烦、暴躁的方式表现出来，学会分辨，听听内心的声音。

▶▶ 如何"安全"度过青春期？

1. 从任务中停一停，感受真实的生活。

如果你感到很难体会自己的心情、不敢去体验自我成长的酸甜苦辣，至少可以试着做做我们天生就会的事：感受自己的身体和大自然。

《国际环境健康研究杂志》的文章指出，每天在公园待 20 分钟，即可显著降低压力激素皮质醇水平、激发大脑休息时会用到的"默认模式网络"，让我们得到放松。这件事的心理原理也包括，让我们从日常的"待机状态"抽离出来，回到"初始模式"，更加专注地感受自身、感受真实的世界。

同理，在学习的间隙里，到户外走一走、种种植物、到果蔬园摘摘菜，甚至试着做一件远离日常任务压力的事，比如学着做一道自己爱吃的美食、和朋友去打卡一个你们都好奇的餐厅，都能帮助我们寻找到生活本真的感受。

2. 驯服象鼻小游戏（见图 3-6），梳理生活的现状。

以上，我们与大家直面了青春期的种种成长与挑战，不要忘记，打怪是需要辅助的。接下来让我们用这个小练习来寻找可以帮助我们的资源。

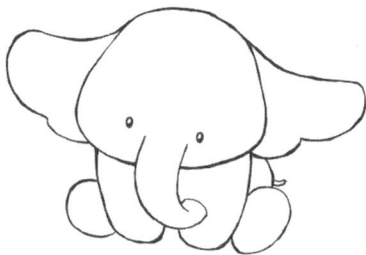

● 将你正在面对的青春期的变化和挑战写在象鼻上，这

图 3-6 "驯服象鼻"小游戏

就代表你要驯服的力量。

● 将帮助我们的资源分为内部支持和外部支持：

内部支持——我们自身的性格（每一种性格都对应着不同的力量）、体能、渡过难关的经验……请把它们写在小象的身体上。

外部支持——可以求助的人、家人、朋友、爱好……请把它们写在小象周围。

每遇到一个难关，你都可以用这张图来总结一下现阶段的处境，如果你发现自己可利用的资源很难被发现，也可以问一问身边信任或熟悉的人，也许会发现不一样的视角！

写给
孩子

当你看到这儿，让我们为你准备了解自己心理的这份勇气鼓掌！

认识自己、理解自己不是一件容易的事，但却是我们一生的必修课。青春期到来的时候，你可能会经历一些迷茫甚至混乱（其实在人生的各个阶段我们都可能会迷茫，包括做父母时），但混乱中才会诞生秩序。我们经历这些都是为了寻找未来的几十年要成为什么样的人。

生而为人，正是差异和瑕疵成就了我们的鲜活。所以，每个人的青春期都各不相同，又各有烦恼。请在驯服自己的"小象鼻"时专注寻找自己的方向和节奏,快一点、慢一点都没关系。

过去的十几年,我们可能习惯了爸爸妈妈成为那个为我们摆平一切的人。但随着长大,你也许发现他们也有办不到的事、理解不了的东西,但那不代表他们不爱你了。这只说明你认识了更多的世界,也可以完成更多的事情。如果你想到任何能够帮助你们渡过这个时期的好办法,请抓住机会教给爸爸妈妈,也许在青少年需要什么这件事上,你值得成为他们的老师。

最后,求助并不可耻。求助是有力量的人会做的事。

写给家长

如果你体会到孩子出现了以上一些特点,那么恭喜你,你们已经成功地带着孩子走进了成人前的最后一个阶段,孩子开始探索自我,这是件很了不起的事。记得夸夸自己和你的伴侣。

而新一个阶段的挑战,则是在原来细心的呵护和照顾的基础上学着信任和放手。因为青少年在寻找同一性的时候需要稍微多一些空间,但也可能会多一些试错,这就很考验爸爸妈妈们的观察与"推拉技巧"——时而提供支持与引导,时而提供信任与空间。

毕竟在有些方面家长们还是拥有更多经验,比如如何交朋友、如何保护自己、如何寻找人生目标等等，所以在孩子们需要时，不同于儿时的教育，也许可以多一些"像成人之间的探讨"。

好消息是，在这些挑战面前，家长们并不孤单，孩子也同样经历着磨炼；但请理解，有可能你们感受到的挣扎并不相同。所以有时如果我们的孩子无意中冲撞到父母，请给予更多包容，就像我们有时会跨过孩子们的边界一样，我们需要的是教会彼此如何在这个阶段相处。

当察觉到任何超出自己解决能力范围的信号时，请及时求助、及时就医，像身体会被病毒侵袭一样，心灵有时也会遇到自身难以抵御的挑战。及时求助会给它更多的力量找回健康。

晚上，爸爸妈妈一起讨论了小琳最近的变化，两人一起回忆了自己青春期干过的"傻事"，又好笑又感慨。第二天是周末，他们带小琳去了她一直想去的 cosplay 展，虽然爸爸完全没见过、妈妈也看不太懂，但他们支持小琳有自己的爱好，还一起去排队打卡了热门餐厅。

妈妈看着格外轻松的小琳，说："那个，琳琳，感觉你上了初中以后多了许多心事，你要是有啥随时跟妈妈说，你慢慢在长大，有可能我们不一定能及时跟上你的步伐，但是，你要相信，爸妈爱你的心会永远为你敞开！"小琳愣了一下，脸红了，一时间不知道说什么好，只嘟囔了一句："干吗突然这么煽情，怪怪的……那，那下次我们可以带同学一起来玩吗？"爸爸这时出声："当然了！我来点实在的，下次姑娘要和朋友来看展，老爸摇人帮你们抢票！你这次能抢到票挺厉害啊……"谈笑间，爸爸妈妈也分享起小时候和朋友相处的趣事和烦恼，三人笑作一团。小琳也悄悄地知道了，原来长大不是那么可怕的事情。

青春期很长，又很短，但是相信有了理解和支持，还有与生俱来的力量，小琳应该能逐渐掌握"象鼻的正确使用方法"，成为坚定自由的小象。

拓展知识

1. 埃里克森人格发展理论：埃里克森将人一生自我意识的形成和发展过程划分为 8 个阶段，每个阶段都存在一种心理发展的冲突，我们通过发展冲突中的两极来健全人格。

积极与消极品质都有其意义，当整体偏向积极解决时有助于增强自我力量。

年龄段	心理冲突	相应积极品质	相应消极品质
婴儿期 0—1.5 岁	信任感 VS 怀疑感	希望、信任	恐惧、不信任
儿童期 1.5—3 岁	自主感 VS 羞怯感	意志自制	自我怀疑
学龄初期 3—5 岁	主动感 VS 内疚感	自主和价值感	无价值感
学龄期 6—12 岁	勤奋感 VS 自卑感	能力、勤奋	无能
青春期 12—18 岁	自我认同 VS 角色混乱	忠诚、自信	不确定感
成年早期 18—25 岁	亲密感 VS 孤独感	爱与友谊	混乱
成年期 25—65 岁	繁衍感 VS 停滞感	关怀他人和创新	自我专注、自私自利
成熟期 65 岁以上	自我整合 VS 绝望感	智慧	绝望与无意义感

2. 同一性：指个体在不同时间和情境下保持自我认同的一致性和稳定性，涉及身份认同、自我意识及对自身角色价值的认知。其中，身份认同指个体对自身社会角色（如职业、家庭身份）的明确感知，自我意识涉及对个人特质、信念的持续理解，角色价值认知是个体对自身存在意义及行为准则的深层思考。

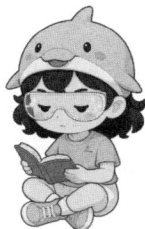

参考文献

1. 埃里克森. 童年与社会［M］. 高丹妮，李妮，译. 北京：世界图书出版公司，2018.

2. 陈孝平，张英泽，兰平. 外科学：第 10 版［M］. 北京：人民卫生出版社，2024.

3. 崔慧先，刘学政. 系统解剖学：第 10 版［M］. 北京：人民卫生出版社，2024.

4. 樊明文. 牙体牙髓病学：第 4 版［M］. 北京：人民卫生出版社，2016.

5. 范先群，颜华. 眼科学：第 10 版［M］. 北京：人民卫生出版社，2024.

6. 方峰，俞蕙. 小儿传染病学［M］. 北京：人民卫生出版社，2020.

7. 葛绳德，夏照帆. 临床烧伤外科学［M］. 北京：金盾出版社，2006.

8. 国家呼吸系统杂志临床医学研究中心，等. 解热镇痛药在儿童发热对症治疗中的合理用药专家共识［J］. 中华实用儿科临床杂志，2020，35（03）：161‑169.

9. 国家卫生健康委办公厅. 国家卫生健康委办公厅关于印发近视防治指南（2024 年版）的通知：国卫办医政函〔2024〕168 号［A／OL］.（2024‑05‑17）［2025‑07‑15］. https：//www. gov. cn/zhengce/zhengceku/202406/content_6957665. htm.

10. 金星明. 发育与行为儿科学：第 2 版［M］. 北京：人民卫生出版社，2024.

11. 孔维佳. 耳鼻咽喉头颈外科学：第 3 版［M］. 北京：人民卫生出版社，2015.

12. 刘锦锋，曾庆磊，纪泛扑. 中国乙型肝炎病毒母婴传播防治指南（2024 年版）［J］. 临床肝胆病杂志，2024，40（08）：1557‑1566.

13. 帕帕拉，奥尔兹，费尔德曼. 孩子的世界：从婴儿期到青春期：第 11 版［M］. 北京：人民邮电出版社，2013.

14. 张震康，俞光岩，徐韬. 实用口腔科学：第 4 版［M］. 北京：人民卫生出版社，2016.

15. 张志愿. 口腔医学：第 9 版［M］. 北京：人民卫生出版社，2018.

16. 中国妇幼保健协会儿童营养专业委员会，等. 儿童过敏免疫诊疗中心/过敏免疫门诊规范化建设专家共识［J］. 中华实用儿科临床杂志，2025，40（4）：1‑16.

17. 中国营养学会. 中国居民膳食指南（2022）［M］. 北京：人民卫生出版社，2024.

18. 中华人民共和国国家卫生健康委员会. WS/T 313－2019 医务人员手卫生规范［S］北京：中国国家卫生健康委员会，2019.

19. 中华医学会儿科学分会灾害儿科学组，中国人民解放军儿科学专业委员会. 儿童中暑的防治方案专家共识（2023 年）［J］. 中国当代儿科杂志，2023，25（6）：551－559.

20. BYTOMSKI J R, SQUIRE D L. Heat illness in children ［J］. Curr Sports Med Rep, 2003, 2（6）：320－324.

21. FELDMAN H M, ELIAS E R, et al. Developmental-behavioral pediatrics ［M］. 5th ed. Amsterdam：Elsevier, 2022.

22. FUQUA J S, EUGSTER E A. History of puberty：normal and precocious ［J］. Horm Res Paediatr, 2022, 95（6）：568－578.

23. GREIF R, BRAY J E, DJÄRV T, et al. 2024 International consensus on cardiopulmonary resuscitation and emergency cardiovascular care science with treatment recommendations：summary from the basic life support；advanced life support；pediatric life support；neonatal life support；education, implementation, and teams；and first aid task forces ［J］. Circulation, 2024, 150（24）：580－687.

24. HERRING J A. Tachdjian's pediatric orthopaedics [M]. 5th ed. Amsterdam: Elsevier, 2014.

25. LAYTON A M, RAVENSCROFT J. Adolescent acne vulgaris: current and emerging treatments [J]. Lancet Child Adolesc Health, 2023, 7 (2): 136 – 144.

26. PRADER A. Testicular size: assessment and clinical importance [J]. Triangle, 1966, 7 (6): 240 – 243.

27. HABIF T P. Clinical dermatology: a color guide to diagnosis and therapy [M]. 6th ed. Amsterdam: Elsevier, 2025.

28. World Health Organization. WHO guidelines on hand hygiene in health care: first global patient safety challenge clean care is safer care [R] Geneva: WHO, 2009.